运动损伤预防
解剖学

[英] 戴维·波塔奇（David Potach）
　　　 埃里克·梅拉（Erik Meira）　　著

徐晓天　译

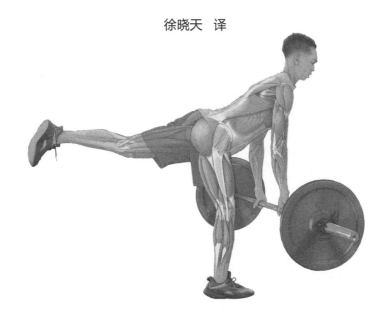

人民邮电出版社

北京

图书在版编目（CIP）数据

运动损伤预防解剖学 / （英）戴维·波塔奇
（David Potach），（英）埃里克·梅拉（Erik Meira）著；
徐晓天译. -- 北京：人民邮电出版社，2023.8
ISBN 978-7-115-61842-9

Ⅰ. ①运… Ⅱ. ①戴… ②埃… ③徐… Ⅲ. ①运动性
疾病－损伤－预防（卫生）－运动解剖 Ⅳ. ①R873.01
②G804.4

中国国家版本馆CIP数据核字(2023)第122187号

免责声明

本书内容旨在为大众提供有用的信息。所有材料（包括文本、图形和图像）仅供参考，不能用于对特定疾病或症状的医疗诊断、建议或治疗。所有读者在针对任何一般性或特定的健康问题开始某项锻炼之前，均应向专业的医疗保健机构或医生进行咨询。作者和出版商都已尽可能确保本书技术上的准确性以及合理性，且并不特别推崇任何治疗方法、方案、建议或本书中的其他信息，并特别声明，不会承担由于使用本出版物中的材料而遭受的任何损伤所直接或间接产生的与个人或团体相关的一切责任、损失或风险。

内 容 提 要

本书共分为 11 章，第 1 章至第 2 章介绍了运动损伤的基础知识及预防训练原则，第 3 章至第 9 章分别对肩部、髋关节、大腿、膝关节和小腿等不同身体部位的解剖结构、常见运动损伤及损伤预防性动作练习进行了详细讲解，第 10 章介绍了热身活动的开展方法，第 11 章提供了运动损伤预防计划的设计方法与样例。

不论是体能教练、健身教练、运动防护师和运动康复师等专业从业者，还是健身及运动爱好者，均可从本书中受益。

- ◆ 著　　　　［英］戴维·波塔奇（David Potach）　埃里克·梅拉（Erik Meira）
　　译　　　　徐晓天
　　责任编辑　刘　蕊
　　责任印制　马振武
- ◆ 人民邮电出版社出版发行　　北京市丰台区成寿寺路 11 号
　　邮编　100164　电子邮件　315@ptpress.com.cn
　　网址　https://www.ptpress.com.cn
　　北京天宇星印刷厂印刷
- ◆ 开本：700×1000　1/16
　　印张：14　　　　　　　　　　2023 年 8 月第 1 版
　　字数：250 千字　　　　　　　2025 年 4 月北京第 4 次印刷
　　　　　著作权合同登记号　图字：01-2022-5850 号

定价：98.00 元
读者服务热线：**(010)81055296**　印装质量热线：**(010)81055316**
反盗版热线：**(010)81055315**

目　录

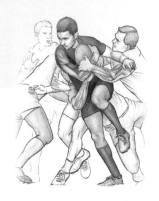

前言

运动是健康生活方式中不可或缺的一部分。体育活动可以改善心脏和肌肉的状态、强化耐力、提升精神敏锐度，并且可以帮助控制血糖水平和管理体重。值得庆幸的是，越来越多的人开始了解运动的好处。参与体育活动或者运动赛事的人数在过去的20年中有所增加。但是，如果细看相关数据，正式的运动员数目其实在减少，并且，随着年龄的增加，参加体育活动的人数也在减少。尽管这是多种因素影响的结果，但诸多原因中最常见的是逐渐变差的身体素质和运动损伤的发生。许多运动员提前退役的原因就是在年轻的时候受了伤，并且伤后无法恢复到原来的运动水平。考虑到体育活动的诸多好处，最好让群众尽早开始参与体育活动，与此同时，也要积极寻找减少发生运动损伤的方法。

在体育中，预防损伤的目的是优化生活方式，以期达到降低每个运动员发生运动损伤的概率，并且提升其健康状况和生活质量。而预防损伤最好的方法就是遵循指南进行针对性的锻炼，同时注意相关的运动量及运动时机。

但是，预防运动损伤是切实可行的吗？在回答这个问题之前，我们的首要任务是明确预防损伤的定义，而定义预防损伤远比看起来困难。

损伤

损伤是指特定的组织结构发生损坏并使相应的功能受损。损伤通常发生在身体对外界物体做出反应的时候，例如：摔倒时身体接触地面（外界物体），这时就可能发生损伤。损伤也可以发生在加速运动时、减速运动时、改变运动方向时，甚至在短时间内进行太多的比赛，也会导致损伤的发生。另外，当身体没有做好比赛、运动、锻炼的准备时，也会发生损伤。

预防损伤

"预防"一词通常被认为是停止某一事件或者是阻止某一事件的发生。但它也有在特定事件发生前进行延缓、阻碍、警示的意思。因此，本书对预防损伤的定义就是：在任何损伤发生之前降低其发生的可能性。笔者不认为可以阻止所有损伤的发生，但在损伤发生之前积极主动地处理特定风险因素可以切实地预防一些损伤，并且可以降低其他无法避免的伤害的严重程度。风险因素的管理可以是在进行特定运动时遵守相关运动和活动的指南等。笔者在本书中会持续使用预防一词，读者也需要将上面给出的定义铭记于心。

逐步下降的损伤率

不论是针对特定的解剖结构（前交叉韧带、踝关节或者股二头肌等），还是特定的运动员（跑步运动员、摔跤运动员或者足球运动员），研究都表明预防损伤的措施在实实在在地降低损伤风险。事实上，有些研究表明参与这些预防损伤的计划可以将损伤的发生概率降低高达75%！针对特定损伤的预防计划的研究，包括以下研究。

- 前交叉韧带撕裂（Ardern et al., 2018; Petushek et al., 2019; Tanaka et al., 2020）。
- 踝关节扭伤（Vuurberg et al., 2018）。
- 腘绳肌拉伤（Ayala et al., 2019; van Dyk et al., 2019）。
- 下腰背损伤（Shiri et al., 2018）。
- 肩关节不稳（Niederbracht et al., 2008）。
- 脑震荡（Schneider et al., 2017）。

以下研究是针对特定运动项目和活动的损伤预防计划的研究。

- 投掷类运动（Wilk et al., 2021）。
- 跑步（Taddei et al., 2020; Warden et al., 2014）。
- 足球（Crossley et al., 2020）。
- 摔跤（Grindstaff and Potach, 2006）。
- 体操（Sands, 2000）。
- 舞蹈（Fuller et al., 2020）。
- 篮球（Cherni et al., 2019）。

目前，包括但不仅限以上研究提到的预防损伤的计划有循证证据支持可以减少损伤风险。另外，一些机构也发表了关于预防损伤的计划。这些计划主要是针对前交叉韧带的。

- 11+（原名为FIFA 11+）（国际足联医学网）。
- Sportsmetrics（辛辛那提大学）。

- PEP（圣莫·尼卡运动医学研究基金）。
- Knäkontroll。
- Thrower's Ten（美国运动医学研究所）。

总的来说，这些计划都包括了对力量训练、快速伸缩复合训练、速度和敏捷性训练、柔韧性训练以及有氧耐力训练的不同程度的组合。但是，需要注意一点，柔韧性训练对损伤预防的效果有多面性。

受伤率

参与预防损伤的计划对于每一个专业运动员来说都是必需的，尤其是那些在运动过程中需要频繁触地、减速以及变向的运动员。例如：足球运动员、篮球运动员、橄榄球运动员和排球运动员等。这些运动员在参与运动的过程中相较于参与其他运动项目的运动员来说更容易发生损伤。也建议棒球运动员参与预防损伤的计划，因为棒球运动员有着逐渐上升的肩关节和肘关节的受伤率。投球手和接球手尤其应该参与预防损伤的计划，因为他们在一场比赛中有最多的投掷动作，并且投掷时的速度相当快。

尽管男性运动员在发生前交叉韧带损伤的运动员中占比最高，但在足球和篮球运动中，女性运动员的前交叉韧带损伤率是男性的6倍。基于这一事实，我们建议女性运动员，尤其是那些参与高风险运动的女性运动员和所有男性运动员，参与前交叉韧带损伤预防计划。

实施情况

不幸的是，尽管在被询问时，有将近90%的运动员表示对参与预防损伤的计划感兴趣（Martinez et al., 2017），但只有不到20%的运动员会实际参与计划。此外，只有不到33%的青年足球运动员的教练会让他们参加损伤预防计划。阻碍他们参与计划的原因有以下几点。

- 缺乏宣教。但是宣教之后，只有一半的教练会让自己的运动员参与计划（Sugimoto et al., 2017）。
- 缺乏关注。只有33%的运动员知道有这样的计划存在（Tanaka, 2020）。
- 缺乏时间。尽管大部分的计划只会占用15分钟的时间，但是很多教练不愿意花费这部分训练时间。

本书的写作目的是让读者理解损伤发生的原因以及预防损伤的原则，还有常见的可以降低损伤风险的锻炼。尽管设计和实施这些锻炼项目不能保证你不会受伤，但是笔者相信，通过投入少量的时间，你可以使受伤的风险大幅度降低，然后额外的好处就是运动表现会相应地提高。

为了达到预期的目标，本书介绍了设计损伤预防计划的相关生物力学原则和训练原则。第3章至第9章包含了详细的对于各种可以减少特定损伤风险的锻炼的描述。并且，本书将这些锻炼按照运动模式、动作指导、锻炼的肌肉以及预防要点这几部分进行拆分详解，让读者知晓预防相应损伤的最佳锻炼是什么。在第3章至第10章中，读者都会见到下图所示的3个图标中的一个，它们3个分别代表了：力量训练模式、快速伸缩复合训练模式和特殊训练模式。使用这些图标的目的是告知训练的模式或者说相应训练的主要运动模式。每个训练相应的运动模式的图标会呈彩色，而这个训练不包含的运动模式的图标则会被淡化处理。这3种运动模式在第2章中会详细介绍。

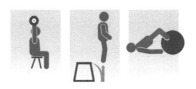

为了帮助读者加深理解，每一项锻炼都会使用解剖插图来展示动作是如何完成的。由于动作的体位因素，读者在插图部分可能无法看到每个动作会涉及的所有肌肉，所以，所有牵涉到的肌肉都罗列在相应动作旁边的一个独立板块中。可能一些插图涉及的相关肌肉只能在非运动状态下才能被看见，在这些情况下，读者会在非运动状态的插图中见到相应的标签，而不是在运动状态的插图中。另外，插图中会有颜色标注，通过颜色标注，读者可以区分每个动作涉及的主要肌肉和次要肌肉，以及相关结缔组织。

█ 主要肌肉　　█ 次要肌肉

书中会总结性地在第11章中将生物力学原则和训练原则与特定的运动结合起来，以指导读者进行损伤预防计划的设计。该章会包含损伤预防计划的样例。

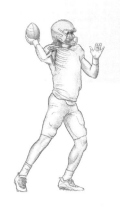

第 1 章

认识运动损伤

　　预防损伤需要有意识地整合并使用特定的动作、合适的强度、恰当的技术以及切实的实践训练。忽略其中的任何一个环节，都会降低计划的有效性。本书会对特定的损伤进行罗列，包括这些损伤的常见发生情境，同时，也会列举可以直接解决这些损伤的方法。为了更好地使用接下来的章节中给出的方法策略，读者需要对损伤有基本的认知。尽管本书旨在减少体育运动相关损伤的风险，但书中的很多处理原则可以被运用到其他的活动当中，例如日常锻炼、健身，甚至是工作中。

　　损伤的概念相对来说比较好理解。简单来讲，损伤就是特定的组织结构发生损坏，并发生了功能受限。这一定义中包含了4个部分：

　　1. 损坏代表组织结构的完整性发生了改变（如骨折、断裂）；

　　2. 特定的组织结构代表解剖学结构（如骨、肌腱）；

　　3. 受限代表组织结构无法完整地进行运作（如关节稳定性降低、力量产生减少）；

　　4. 功能是指目标导向性的任务内容（如跑步、上下楼梯）。

　　足球运动员常见的损伤就是屈髋肌群拉伤。当其射门的时候，屈髋肌群（大部分时候是股直肌）的肌纤维就可能发生部分或完全撕裂。这种撕裂就是所谓的肌肉拉伤。当发生肌肉拉伤的时候，股直肌依旧可以收缩，收缩时也可以发生屈髋的动作，但此时发生的收缩会产生疼痛，疼痛会削弱肌肉收缩时募集的力量，导致射门时动作的速度下降。将这个场景代入损伤的定义中，拉伤（肌纤维撕裂）就是损坏，股直肌就是特定的组织结构，发力减少就是受限，射门就是功能。

　　如果要对损伤进行分类，就需要同时考虑发生损伤的组织结构以及损伤发生的机制。对于创伤性损伤来说，损伤是由特定的事件引起的，而对于过劳性损伤来说，损伤是日积月累产生的。这两种损伤的发生都是因为组织（如肌肉、韧带、肌腱和骨）无法承受当时的压力。压力并不一定是负面的，但当压力超过组织结构所能承受的极限时，就会出现问题。举例来说，对于大部分人，重复地进行卧推（主要的参与肌肉是胸大肌、三角肌前束和肱三头肌）是没什么问题的，也就是说这种压力是可以被身体很好地承受的，不会发生损伤。但是，如果一个刚接触举重的人在第一次举重的时候就想举起他完成一次动作的最大量（1RM），会发生什么呢？或者说一名经验丰富的举重运动员要尝试两倍于他平时的重量，又会发生什么？对第一种情况来说，如果未受训练的胸大肌要承受的力超过了它能经受的量，就会发生创伤性损伤。对第二种情况来说，在一段时间里胸大肌所经受的量超过了它被训练后能承受的量，就会发生过劳性损伤。

创伤性损伤

当组织结构单次受到的压力或产生的力量超过它所能承受的范围时，就会发生创伤性损伤。这些力有时是外源性的（与外界物体发生接触或者与对手发生接触），有时是内源性的（肌肉收缩）。大部分的解剖结构都会发生创伤性损伤。下面罗列了常见的创伤性损伤。

- 踝扭伤常发生在足向内翻转（内翻）超过韧带所能承受的极限角度时，造成外侧韧带纤维撕裂。
- 跟腱断裂是指连接小腿跖屈肌群和足跟的纤维断裂。跟腱断裂常发生在有巨大的力经跟腱传导，而这个力又超过了跟腱所能承受的极限时。
- 桡骨骨折常发生在摔倒时向外伸出以支撑身体的那只手臂，着地时巨大的应力经桡骨传导，而该应力超过了桡骨能承受的极限。
- 当运动员的肩关节发生过多的前向动作的时候，就会发生肩关节脱位或半脱位。因为在这个情况下，关节内产生的向前的力超过了盂肱关节的关节唇（稳定肩关节的软骨结构）边缘所能承受的极限。
- 创伤性腘绳肌损伤常见于当腘绳肌产生了巨大的力量之后，出于体位要求、速度要求或两者共同要求，腘绳肌需要继续产生更大的、超过它所能承受的极限的力的时候。

　　不同类型损伤的共同点，就是相关的身体结构在一个特定的情况下承受了超过它自身所能承受的极限压力。创伤性损伤则可以被进一步分成直接接触型、间接接触型以及无接触型损伤。这种分类方式的依据是判断损伤发生时伤员所处的环境以及外力是如何作用到机体的。

直接接触型损伤

　　当身体结构受到直接冲击时发生的损伤为直接接触型损伤。例如，当一名足球运动员跪摔至地面，同时另一名运动员压到了他的脚踝处，这时，摔倒的运动员相对被固定的膝关节以下就会产生扭转力，然后发生高位踝扭伤。高位踝扭伤的受伤机理及累及的韧带结构与典型的内旋型足踝扭伤大不相同。另一种常见的直接接触型损伤就是骨折。例如，当一个人在进行负重训练时，如果负重片砸到他脚上，那么就有可能发生足骨骨折。

间接接触型损伤

　　与直接接触型损伤不同，间接接触型损伤常发生在一名运动员与另一名运动员直接碰撞时，但损伤部位并不是受冲击部位。例如，如果一名运动员的右侧膝关节被对手冲撞且发生损伤，那么这种就是直接接触型损伤。但是，如果对手冲撞的位置是肩关节，但被冲撞的运动员的右侧膝关节在缓冲冲击时发生了损伤，那么这种就是间接接触型损伤。

　　常见的会发生间接接触型损伤的情况有两种：
- 当一名运动员对另一名运动员的接触性动作做出反应时；
- 当一名运动员滞空时被推倒，然后在着地时发生损伤。

无接触型损伤

　　顾名思义，无接触型损伤就是当运动员没有接触任何物体或者其他运动员时发生的损伤。例如，一名足球运动员高速奔跑时改变奔跑方向，导致踝关节过度内旋，这就是无接触型踝扭伤。另外，无接触型骨折也时有发生，尽管这个概率相对于接触型骨折来说要低些。例如，篮球运动员抢篮板落地时，就可能发生小腿骨折。

前交叉韧带损伤

前交叉韧带位于后交叉韧带的前方，并且穿过后交叉韧带与之交叉（呈十字）。之前提到过的三种损伤类型都可以导致前交叉韧带的撕裂。

- 直接接触型：一名运动员直接碰撞到受伤运动员的膝关节，使之向着容易造成前交叉韧带撕裂的方向位移。
- 间接接触型：一名运动员与受伤运动员发生碰撞后，被碰撞的运动员的前交叉韧带在承受冲击的过程中发生撕裂。
- 无接触型：运动员在减速或者变向时，膝关节内扣（膝外翻）并且屈膝不足，也可以引发前交叉韧带撕裂。

尽管从理论上来说运动员发生无接触型损伤时没有与另一名运动员发生肢体接触，但这并不代表损伤发生时没有外力存在。通常情况下，损伤发生在运动员对特定情况做出快速反应时。例如，当一名橄榄球运动员准备向着一个方向加速的时候，他突然发现在加速的路线上有一名对方的运动员挡住去路，这时该运动员会迅速地改变奔跑的方向，这就有可能导致其前交叉韧带撕裂。也就是说，尽管没有与另一名运动员发生肢体接触，但与该名运动员的互动行为也可导致损伤的发生。这一概念相比于寻常意义上的"错误行为模式"要更加复杂。

过劳性损伤

创伤性损伤的发生是由于身体在一瞬间承受了过大的压力，而过劳性损伤的发生是由于身体的组织结构承受了超出承受力的压力，同时在接下来很长一段时间内都持续承受压力且没有得到充分的恢复。

韧带

讲解这一部分的时候以棒球的投手为例。棒球投手们经常在相对短的时间窗内投掷大量的高速球。为了投出高速球，相关的上下肢肌肉及其相邻组织会积蓄巨大的力量，尤其是肩关节和肘关节周围的肌肉和其他组织。如果只是投掷一次，或者长时间投掷之后休息足够的时间，那么不太可能发生损伤。但实际情况是，投手们在一场比赛中会进行大量的投球，并且在每一局中只有15~20分钟的休息时间。这就可致使多个组织发生损伤，例如尺侧副韧带（Ulnar Collateral Ligament, UCL）。尺侧副韧带的损伤通常需要通过汤米约翰术式（Tommy John surgical procedure）进行治疗。所以，综合考虑涉及的巨大的应力、大量的投球动作以及相对短暂的休息和恢复时间，过劳性损伤就会在此时产生。

骨

跑步是另一项容易发生过劳性损伤的运动。数据显示，跑者平均每分钟最多可迈200步，那么一场30分钟的跑步就有6000步。如果跑者一周平均跑步4次，那么就是24 000步。跑步包含了反复进行足离地和触地的周期，在这个过程中，就会给直接涉及的组织及其周围组织不断施加压力。在跑步中，周围组织主要就是骨组织，换句话说，结合了步数、碰撞以及肌肉在骨上反复拉扯的这一行为，可以导致外胫夹或者胫骨组织应力性反应，甚至导致胫骨压力性骨折。

肌腱

打篮球也是一项可以引发过劳性损伤的活动。在篮球运动中常见的过劳性损伤就是我们常说的"跳跃者膝"，这是一种发生在髌韧带（髌韧带是经过髌骨将股四头肌和小腿相连的结构）的肌腱病。股四头肌可以让运动员跳跃，同时也可以帮助运动员在着地时进行动作控制，还可以帮助运动员减速。篮球运动包含了大量回弹、跳跃和快速变向的动作，大量的着地动作会对髌韧带造成过高的负荷，最终导致肌腱病。

损伤风险的相关因素

本书的目标是减少损伤风险。为了达到这个目标，就需要对损伤发生的原因进行梳理。一旦完成梳理，就可以针对这些原因设计计划，从而达到减少损伤风险的目的。为了理解损伤是如何发生的，我们需要对不同运动的运动员在运动时会遇到的力的情况进行全面的分析，也需要知道这里力是如何被机体承受的，了解经常导致损伤的动作方式等方面的情况。除了以上的常见原因以外，其他因素也可以导致损伤。例如，项目进阶过快（或过慢）、运动员在该运动领域内的经验不足以及运动员的身体素质较差。本节将对以上几点展开说明，并解释这些因素是如何影响运动员的损伤发生情况的。

力

力就是一个物体在另一个物体上的作用，就像是推或拉某个物体以求改变其运动状态。对于人体来讲，力就是动作时内在阻力和外在阻力交互的过程。内在阻力就是体内产生的可以改变动作的力，外在阻力就是机体在与周围环境互动的过程中在体外产生的力。

力永远由两个或两个以上物体互动产生，所以，当存在内源力的时候，不可能不存在与其大小相等、方向相反的外源力。为了简化概念，我们常单独描述它们，例如，尽管客观来说力是交互产生的，但我们会简单地讲：肌力。

内源力会在组织受到挤压时产生，最常见的内源力还是由肌肉收缩产生的，这股力作用在骨上，通过拉动相应的骨来使身体产生动作。另一种内源力是关节作用力，即由关节面与周围的身体结构交互产生的力。这些关节作用力就代表了力由肌肉、韧带和骨性应力产生并于各个部位间传导。让我们想象一下篮球运动员在跳起后着地的动作。当他的双脚接触地面的时候，双脚与地面之间的作用力会传导到运动员的全身。当他通过弯曲双膝来吸收这些力时，股四头肌同时发力来控制着地的动作。来自地面的屈膝冲击力和来自股四头肌的伸膝冲击力交互作用，产生关节作用力。

外源力指的是运动员自身和自身以外的力相互接触产生的力，最常见的就是重力或者运动员与其他物体或运动员碰撞产生的力。例如，防守或抓住对手时就会发生人与人之间的接触，游泳时推离墙面就涉及了泳者接触墙面并向墙面传递力，跳起后着地导致运动员的双脚与地面发生接触、碰撞。

以上的力中任意一种力超过了承受这个力的结构的极限时，损伤就会发生，例如：

- 过度的肌肉收缩可以导致肌肉拉伤；
- 过度的关节作用力可以造成软骨损伤；
- 过度的剪切力可以导致皮肤挫伤。

运动技巧

运动技巧指的是特定运动的组织和最终执行。尽管关于如何进行一个动作没有明确的正确方式或错误方式之说，但是，有些动作技巧经常会和运动损伤相关联。因为相对这些动作模式，总会有更好，也更容易让身体适应和接受的动作技巧。

- 过度的膝内翻经常和前交叉韧带的损伤相关。
- 跑步时前脚掌着地会增加踝关节的压力。

- 侧抬臂姿势下进行投掷会增加肘关节内侧的压力。

但是，用这些方式进行运动不代表损伤一定会发生，同样，这些运动技巧也不常和损伤概率的增加相关。

训练压力

身体可以通过多种方式来适应训练的压力。进行训练时，为了引出期望的适应性改变（比如运动表现提升），训练压力的进阶是必需的。通常来说，运动员可以通过改变训练量、强度、频率和时长来改变训练压力。如果没有压力进阶或者压力进阶的等级不够，那么身体素质的提升就会很少，甚至没有提升。如果训练压力的进阶太过迅速，运动损伤就有可能发生。何时进阶以及进阶的量的调整需要根据运动员自身的能力以及当时的赛季时期（例如，赛季中或者赛季后）决定。评估损伤风险的时候，同时考虑现在的运动表现以及相应训练压力的进阶尤为重要。

体能水平

目前没有循证证据支持最适宜参加体育赛事的体能水平，并且也没有什么特定的力量水平、身体柔韧性、爆发力或者有氧运动能力可以作为参与运动的前提条件。然而，基于常识，一个运动员的身体素质情况与其参与的运动类型越贴合，他发生运动损伤的概率就越小，这也是现在的研究想要表达的内容。这一情况在不同的运动中也不尽相同，有的运动需要更高的身体柔韧性，有的需要更强的爆发力，而有的又最好有较强的肌肉力量。运动员的身体素质与运动需求越接近，该运动员受伤的概率就越低。

运动经验

最后需要考虑的因素就是运动经验。人类在极度特定的环境中通过复杂的学习机制来习得动作模式。在运动中，就是运动员通过参与他从事的运动来获取经验。换句话说，一名运动员在其所从事的运动上花费的时间越久，他就能获得越多的经验。这些经验不单单是对这项运动本身的理解，也有对比赛中出现的特殊情境的应对经验。

让我们回到之前提到的一个损伤情况。一名运动员在比赛中被突然出现的一名对手挡住去路，然后需要调整行进方向。如果这名运动员在此之前就已经多次碰到这种情况，那么他就有足够的经验来找出最佳的应对之策。但如果这名运动员之前并没有遇到过这种情况，那么他可能就不知道如何有效且安全地避免与这名对手的对冲，从而规避损伤风险。运动经验和暴露于运动环境的量的增加会增加运动员对相应活动的耐受程度，最终使其对损伤有更强的适应能力。因此，一个合格的损伤预防计划必须包括频繁的活动参与。

接下来的几章会罗列一些运动中常见的运动损伤及其对策。有些运动损伤是不可避免的，但通过增强适应能力，运动员可以极大程度地降低损伤风险。大部分运动员都能得益于恰当的发力方式以及通过适宜的训练压力获取较好的训练结果。

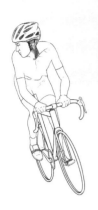

第2章

预防损伤的运动准则

在设计一个损伤预防计划的时候，必须考虑一些关键的变量来确保参与者的安全以及计划的有效性。在考虑如何将损伤预防计划融入日常训练计划中时，我们需要花费大量的时间并且需要对各个部分都有足够的理解。在为运动员制定计划时，考虑损伤类型和运动准则是重中之重，应用并遵守这些原则可以最大限度地使运动员获得成功，同时也可以将损伤的可能性降到最低。第1章已经介绍了不同的损伤类型，这里将开始讨论运动设计的原则。本书着重关注的运动准则主要包括：肌肉收缩的类型、动作类型的选择以及人类如何习得动作。

针对性、过量负荷以及进阶，基本是在为损伤预防计划选择训练内容时最重要的三个考虑点。我们必须同时考虑在整体的动作过程中和在特定的容易发生损伤的点上身体是如何活动的以及肌肉是如何运作的。拿过量负荷原则举例，如果负荷达不到运动员的挑战难度，那么就不会发生适应性改变。并且，如果训练和负荷没有通过运动的复杂程度或者负重进行进阶，那么运动员就会进入平台期，且适应能力也会受到影响。因此，当我们在设计损伤预防计划时，我们的目的就是根据身体发出的需求类型进行针对性的改变或适应。这就是所谓的对强加要求的针对性适应，或称为SAID原则。如果训练的目标是跑得更快，那么跑步就必须被包含在训练计划中。如果训练的目标是跳得更高，那么跳跃运动就必须被包含在训练计划中。

动作描述

为了进行运动动作分析以及利用运动预防运动损伤的发生，掌握描述动作的专业术语是重中之重。运动功能的产生是身体各个关节活动协调一致的结果。动作是由目的性的肌肉收缩控制的。当使关节活动的肌肉发生收缩并遇到抵抗动作发生的阻力，就会产生扭矩。常见的关节运动已在图2.1中列出。

腕关节—矢状面
屈曲
动作：腕关节屈曲
运动：篮球罚球
伸展
动作：腕关节伸展
运动：壁球反手

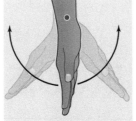

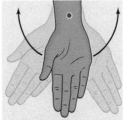

腕关节—冠状面
尺偏
动作：腕关节向尺侧偏转
运动：棒球摆棒
桡偏
动作：腕关节向桡侧偏转
运动：高尔夫球向上挥杆

肘关节—矢状面
屈曲
动作：肱二头肌弯举
运动：保龄球
伸展
动作：肱三头肌收缩
运动：铅球

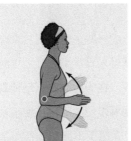

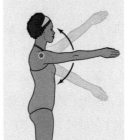

肩关节—矢状面
前屈
动作：向前抬肩
运动：拳击上勾拳
后伸
动作：中立握坐姿划船
运动：自由泳划水

肩关节—冠状面
内收
动作：宽握侧向下拉
运动：蛙泳划水
外展
动作：宽握推肩
运动：跳板跳水

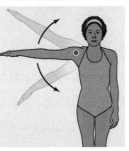

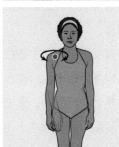

肩关节—水平面
内旋
动作：握持内旋肩关节
运动：棒球投球
外旋
动作：握持外旋肩关节
运动：空手道格挡

图2.1　体育活动中常见的关节活动

经许可改编自 E.A. Harman, M. Johnson, and P.N. Frykman, "A Movement-Oriented Approach to Exercise Prescription," *NSCA Journal* 14, no.1(1992): 47–54.

肩关节—横截面/水平面
（上臂与躯干的夹角呈90°）
内收
动作：哑铃飞鸟
运动：网球正手击球
外展
动作：俯身侧平举
运动：网球反手击球

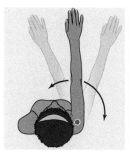

颈—矢状面
屈曲
动作：器械式颈部屈曲
运动：翻跟斗
伸展
动作：动态背桥
运动：后空翻

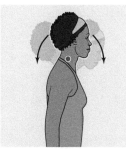

颈—横截面/水平面
左转
动作：徒手抗阻旋转
运动：摔跤运动
右转
动作：徒手抗阻旋转
运动：摔跤运动

颈—冠状面
左侧屈
动作：器械式颈部侧屈
运动：障碍滑雪
右侧屈
动作：器械式颈部侧屈
运动：障碍滑雪

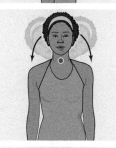
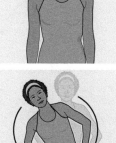

下背—矢状面
前屈
动作：仰卧起坐
运动：标枪投掷跟进
后伸
动作：躯干过伸
运动：后空翻

下背—冠状面
左侧屈
动作：实心球过顶勾手
投球
运动：体操侧空翻
右侧屈
动作：躯干侧屈
运动：篮球勾手投篮

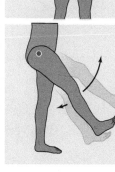

下背—横截面/水平面
左转
动作：实心球侧抛
运动：棒球击球
右转
动作：器械式转体
运动：高尔夫球挥杆

髋关节—矢状面
屈曲
动作：抬腿
运动：美式足球凌空
射门
伸展
动作：深蹲
运动：跳远起跳

图2.1 （续）

髋关节—冠状面
内收
动作：器械式站立内收
运动：足球侧传
外展
动作：器械式站立外展
运动：冰球

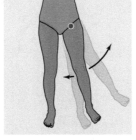

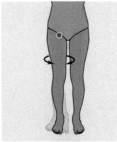

髋关节—横截面
内旋
动作：髋关节抗阻内旋
运动：篮球轴向转身
外旋
动作：髋关节抗阻外旋
运动：花样滑冰转身

髋关节—横截面/水平面
（下肢与躯干夹角呈90°）
内收
动作：器械式坐位内收
运动：空手道扫腿
外展
动作：器械式坐位外展
运动：摔跤逃脱

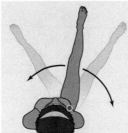

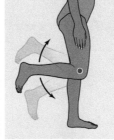

膝关节—矢状面
屈曲
动作：平衡球屈膝
运动：跳水团身
伸展
动作：伸直腿
运动：排球拦网

踝关节—矢状面
背屈
动作：抗阻背屈
运动：跑步
跖屈
动作：提踵
运动：跳高

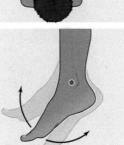

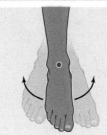

踝关节—冠状面
内翻
动作：抗阻内翻
运动：足球盘带
外翻
动作：抗阻外翻
运动：速滑

图2.1（续）

经许可改编自E.A. Harman, M. Johnson, and P.N. Frykman, "A Movement-Oriented Approach to Exercise Prescription," *NSCA Journal* 14, no.1(1992): 47–54.

肌肉与动作

为了描述肌肉和动作之间的关系，我们需要从3个不同的方面进行讨论。具体来说，我们需要考虑肌肉的功能、肌肉的动作以及肌肉收缩的速度。

肌肉的功能

肌肉的功能指的是在受到外界的刺激时，肌肉是如何运作的（注意：尽管肌肉的功能和肌肉的角色这两个名词存在些许的差异，但在本书中这两个名词是同义互换使用的）。肌肉的功能由两个因素决定：力的募集以及动作。肌肉收缩的时候会募集力，有时募集的力能产生动作（如跳起），有时募集的力用来对抗动作（如落地时减速），有时募集的力用来维持姿势（如体操中的十字支撑）。本书将力的募集以及相应的动作类型合称为肌肉收缩或肌肉活动，在这一定义中，肌肉的力和动作类型是至关重要的。如果搭档让运动员的手肘进行屈曲，但是运动员自身没有出力辅助，那么这就不是肌肉活动，而是被动活动。虽然业内对于到底是使用肌肉收缩（收缩代表了缩短）还是肌肉活动存在争议，但为了方便阅读和理解，本书使用肌肉收缩进行描述。

根据动作目的的不同，肌肉活动会扮演不同的角色，也就是可以产生动作或者对抗动作。肌肉活动的角色包括3种：原动肌、拮抗肌和稳定肌。原动肌是产生动作的原动力。以哑铃屈肘为例，上臂的肌肉（主要是肱肌和肱二头肌）是原动肌，也就是在哑铃屈肘的过程中，以肱肌和肱二头肌为主的肌肉募集力量来产生动作。拮抗肌就是对抗动作的肌肉。同样以哑铃屈肘为例，肱三头肌就是进行该动作时的拮抗肌。稳定肌在动作进行过程中起到维持身体力线的作用。在哑铃屈肘过程中，肩部的肌肉（主要是三角肌和肩袖肌）维持着肩部的力线以便肘关节动作的进行。

肌肉的动作

肌肉的动作指的是当肌肉收缩时发生了什么。正如之前提到的，所有肌肉收缩都必然存在力的募集。力的募集导致肌肉收缩从而产生不同肌肉动作的类型一共有3种：向心收缩、离心收缩和等长收缩。

向心收缩

向心收缩就是当肌肉活动的时候肌肉的长度缩短的动作方式。向心收缩时，肌纤维缩短，使肌肉的起始点相互靠近，这样的结果就是关节发生运动。也可以简单地理解为向心收缩能够产生动作。在哑铃屈肘的向上运动中，上臂前侧的肌肉（主要是肱肌和肱二头肌）发生向心收缩以举起重物并屈肘。在这种情况下，上臂肌肉的内源力要大于由外源的哑铃产生的阻力，所以哑铃就被举起来了。骑自行车是一种基本全靠向心收缩完成的运动。

离心收缩

离心收缩就是当肌肉活动的时候肌肉的长度延长的动作方式。离心收缩时，肌纤维的长度变长，使肌肉的起始点相互远离。在哑铃屈肘的向下运动中，上文中所提及的上

13

臂前侧的肌肉这时进行的就是离心收缩，其目的是对抗伸肘的力，此时，哑铃就能被慢慢地放下了。在这种情况下，上臂肌肉的内源力要小于外源的哑铃产生的阻力，于是哑铃就慢慢落下。跳起后落地就是典型的几乎完全是离心收缩的动作。投掷棒球或者垒球也涉及离心收缩。当球被扔出去的瞬间，肩后群肌（冈下肌、小圆肌、三角肌后束、菱形肌）就会开始离心收缩以减弱上臂产生的动能。

训练时加入离心收缩的好处大致分为两点。一是可以提高对离心训练的耐受力（这是一种类似于肌肉抗损伤的能力），二是提高在减速运动时肌肉离心收缩的能力。首先，进行离心收缩训练时，经常会发生一种叫延迟性肌肉酸痛（Delayed Onset Muscle Soreness, DOMS）的现象。DOMS的产生是因为离心收缩训练时会发生肌纤维的微撕裂，微撕裂就会导致肌肉在运动后的48小时左右产生水肿和疼痛。继续进行离心收缩训练可以提高对相应动作或者活动的耐受能力。跑步下坡就是个很好的例子，在跑步下坡时，股四头肌离心收缩，产生类似刹车的作用以降低下坡的速度，这经常会使跑者的大腿前侧产生剧烈的酸痛。但如果反复进行这个训练，那么跑者对于这种肌肉收缩的形式就会产生耐受，并可以降低将来发生酸痛的可能性。

另外，在减速运动时，肌肉偏向于进行离心收缩。许多体育项目都包含大量的急停、起动、减速和变向运动。其中，急停加变速是常见的发生运动损伤的环节。在急停和变向的时候就涉及肌肉进行离心收缩以降低或减弱运动员的动作速度或动能，然后再进行向心收缩以重新起动动作。因为动能与质量和速度有关，质量大的或者速度高的物体在减速或停止的时候都需要更大的力。如果我们可以使用离心收缩的动作模式训练肌群来给身体减速，那么我们就可以降低损伤的风险。

等长收缩

等长收缩就是当肌肉活动的时候肌肉的长度保持不变的动作方式。等长收缩时，肌纤维依旧是激活的状态，但是肌肉起止点的位置没有发生改变。可以将等长收缩简单地理解为保持姿势。例如，当运动员做哑铃屈肘时突然停止动作，并保持停止的姿势不动，这时上臂前侧的肌肉就在进行等长收缩以保持手肘的位置不动。在这种情况下，上臂肌肉的内源力等于外源的哑铃产生的阻力，于是哑铃就保持不动。平板支撑就是一种几乎完全是等长收缩的运动。

肌肉收缩的速度

肌肉收缩的速度是可控的，可慢可快。设计损伤预防计划的动作内容时，考虑运动员在运动时肌肉收缩的速度是十分重要的。比如说投球就涉及几个运动阶段，基本可以被归纳为：原动肌快速离心收缩、原动肌快速向心收缩、拮抗肌快速离心收缩。当进行降低与投掷相关的损伤发生可能性的预防训练时，一些快速运动的动作应当被考虑加入训练计划中。如果训练计划只涵盖慢速运动，那么运动员的肌肉力量会得到增长，但这并不是这个运动需要的特定的肌肉收缩能力。

在训练过程中必须关注爆发力的产生。之前提到的3种基本的肌肉收缩模式都是运动员较慢地进行有控制的运动，与之相对地，爆发性收缩时，运动员用最大的向心收缩加速度进行活动。尽管最大的肌肉收缩速度在肌肉静息状态下就能达到，但一般来讲，都是在离心收缩之后产生的。另外，这种爆发式的肌肉收缩也可以不产生任何的动作。

把爆发式肌肉收缩理解成快速的加速度，这样可能会便于理解。如果运动员尽可能快且用力地做哑铃屈肘，那这种就是爆发式肌肉收缩。在这个过程中，上臂前侧的肌肉会快速地募集比哑铃产生的阻力更强的内源力，产生快速的动能变化。但哑铃屈肘一般不会使用爆发式肌肉收缩的形式，爆发式肌肉收缩常见的就是在跳跃、截停和投掷时。这些活动都涉及快速地募集力以产生或抵抗大且快的动能改变。

运动学习

学习一项运动任务是运动员与其所处环境交互后由一系列尝试和错误构成的复杂的过程。这一复杂过程就是常说的运动学习。放在运动员自身，就是其神经系统和肌肉骨骼系统的交互作用，这其中有着近乎无限的可能的解决方案。因此，对一名运动员来讲最优的运动学习方案对另一名运动员来讲就未必是最佳的。

理想的方案可能就是尽可能地改变训练条件，鼓励各个运动员去探索和找寻适合自己的训练方式。为了为每一名运动员找到最佳的训练方式，我们就需要了解基本的生物力学原则、运动模式和运动暴露。

生物力学原则

损伤预防计划的有效性需要建立在许多的生物力学原则上。当我们对运动员的动作进行分析时，我们常把注意力放在力是如何作用的。有时力被很快地运用以产生动作（力的发展速率），有时力会被维持一段时间（耐力），有时它又被用于降低动作速度（减速运动）。最简单的方法就是去想象当我们推一个被固定住的物体时，随时间关系施加在其上的力，也就是力−时间曲线（推进力；参考图2.2）。

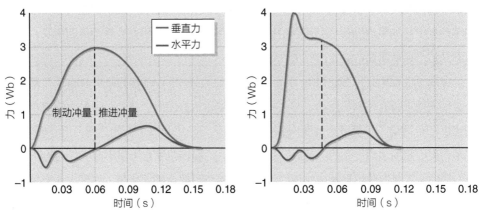

图2.2　力−时间曲线，其中Wb=身体重量

经许可转载自 B.H. Deweese and S. Nimphius, "Program Design and Technique for Speed and Agility Training," in *Essentials of Strength Training and Conditioning*, 4th ed., edited for the National Strength and Conditioning Association by G.G. Haff and N.T. Triplett (Champaign, IL: Human Kinetics, 2016), 524.

力

力就是一个物体对另一个物体进行推或拉。这就导致受力物体的运动状态发生由动到静或者由静到动的改变，换句话说，受力物体的动能发生了改变。我们的身体经受着许多不同类型的力。有一些是内源性的，像是肌肉的拉力或者骨的坚固性质，有一些是外源性的，比如跑步时接触面的摩擦力或者冲击地面时的反作用力。力的峰值就是力−时间曲线上的最高点。

力的发展速率

力的发展速率（Rate of Force Development, RFD）表示募集力的速度有多快。这在力−时间曲线上就是任意的一个斜坡。我们可以从两个角度来看待RFD。一是RFD表示一名运动员的爆发力，RFD越高，运动员的爆发力就越强。二是RFD可以代表一名运动员可以承受的压力水平。具体来讲，就是运动员能越快地通过肌肉收缩来募集内源力，他能对抗的快速受到的外源力就越多。

冲量

冲量就是随时间施加在物体上的力，在力-时间曲线上就是两线之间的部分。在有限时间里积攒的冲量能够限制在该时间段内的动能。在运动时，如果做截停的动作，运动员就只有非常少量的时间来积蓄冲量。如果运动员有能力积蓄足够的力，但积蓄力所用的时间并没有处于合适的时间窗内，那么这一次力的积蓄产生的动能就不会如预期般大。所以，冲量是适当力量和适当时间相结合的产物。

耐力

耐力就是能够在较长的一段时间内持续产生一定数量的力的能力。在运动和训练过程中，运动员经常会需要长时间地保持一个姿势，例如平板支撑和体操十字支撑。耐力可以分为速度耐力（例如中短跑运动员在较长时间内需要维持一定的跑步速度）和爆发耐力（例如篮球中锋需要在较长时间内重复地进行爆发式肌肉收缩来抢篮板）。

减速运动

正如之前所描述过的，减速运动就是身体快速降低速度的过程。减速运动在需要立即或逐渐停止和频繁变向的运动中很常见。减速运动需要大量的离心肌肉收缩，尤其当需要快速地改变动能时，就需要在特别短的时间内完成离心收缩。

运动模式

在设计训练计划的过程中会牵涉到几种类型/模式的运动。对于运动模式的分类众说纷纭，本书着重于5类：力量训练、快速伸缩复合训练、速度和敏捷性训练、柔韧性训练和有氧耐力训练。在前言部分你可以看到不同的图标，这些图标表示不同的运动模式。

力量训练

力量训练就是用增加负荷的方式增加特定肌肉的肌力。力量训练这一概念经常会与抗阻训练、负重训练和举重训练的概念替换使用。有时候施加的负荷就是重力（自身体重），有时候施加的负荷来源于外部，比如哑铃和杠铃。哑铃过顶推肩和自重深蹲就是典型的力量训练。

力量训练的时候运动员一般都会采用有控制的、慢的动作，力量训练可以让运动员达成一些特定的目标，例如：增加爆发力。典型的例子就是高翻，即快速且用力地将杠铃从地上提举到肩部的动作。力量训练是大部分损伤预防计划的基础，因为力量训练做起来相对容易，并且有一些科研证据支持这一观点。

快速伸缩复合训练

快速伸缩复合训练就是使用动作来在尽可能短的时间里产生最大的力。每一个快速伸缩复合训练都包含拉长－缩短周期（Stretch Shortening Cycle, SSC），它包括了3个阶段：离心收缩、转化、向心收缩。在离心收缩阶段，相应的肌肉会出现一个快速的拉伸。在快速拉伸时，会发生肌－肌腱组织的弹性形变并且会刺激肌肉产生牵张反射。

在离心收缩阶段之后就是转化阶段，并且从理论上讲，这一阶段在所有阶段中持续的时间是最短的。这一阶段的时间非常短，这段时间包括的就是反射性神经信号传递到脊髓且脊髓信号还未发出到原动肌的时间。最后，在前两个阶段结束之后，就进入向心收缩阶段。在组织中积蓄的弹性形变力被释放，并且来自脊髓的反射信号也传递到了肌肉组织，这样的结果就是产生了比单独进行单纯的肌肉收缩时得到的更多的力。当一个训练内容被称为快速伸缩复合训练的时候，它必然包含这3个阶段。跳箱是一个典型的快速伸缩复合训练，因为它包含了SSC的3个阶段，而跳起后落地不是快速伸缩复合训练，因为这个动作只包含了SSC中的离心收缩阶段。快速伸缩复合训练作为损伤预防计划且切实地被包含在大部分损伤预防计划当中（尤其是在预防前交叉韧带损伤和踝关节损伤的计划中），原因是快速伸缩复合训练的效果是得到循证医学支持的。

特殊训练

对于那些不能被简单地归类到力量训练或快速伸缩复合训练中的运动模式，本书称之为特殊训练。这些特殊训练更贴近运动员参与的运动或运动员在运动中所处的位置。这些特殊运动模式可以被进一步分成3类：速度和敏捷性训练、柔韧性训练以及有氧耐力训练。

速度和敏捷性训练

速度训练就是用运动来提升运动员的动作速度，而敏捷性训练就是利用运动来提升运动员的变向能力（尤其是在应对外界刺激的时候，例如防守人员进行防守时）。这两种运动模式都涉及快速加速和尽可能在短时间内募集最大力量（参照RFD的概念）。速度和敏捷性训练在许多体育项目和身体结构的损伤预防训练中都有直接的应用。举例来说，股二头肌的损伤预防计划中主要包含的内容应该有速度训练，而敏捷性训练就适用于所有的下肢损伤预防计划。

柔韧性训练

柔韧性一般是用来描述一个关节的关节活动度。但是，在描述运动动作时，笔者认为单单使用关节活动度是不足以表述柔韧性的，柔韧性还应包括肌肉、肌腱和其他组织的延展能力（即组织被拉伸的能力）。大部分人的髋关节都有足够的关节活动度来完成劈叉这个动作，尽管如此，很多人依旧做不了劈叉。做不了的原因并不是关节活动度不够，而是组织的延展性不够，具体地说是前腿的腘绳肌和后腿的屈髋肌的延展性不足。所以，柔韧性训练就是用运动来使关节活动度和组织延展性（主要是肌肉组织延展性）最大化。

常见的拉伸类型就是静态拉伸和动态拉伸，这两种都可以提升柔韧性。静态拉伸的本质是被动的，并且需要在较长的一段时间内保持一个姿势。动态拉伸就需要在拉伸的时候进行主动活动。静态拉伸和动态拉伸在赛前热身和赛后休整时常被用到。然而，这两者都存在一定的争议。争议的点在于有研究表明在进行静态拉伸后较短的一段时间内，运动员的爆发力会显著下降（Opplert and Babault, 2018; Sa et al., 2015; Yamaguchi et al., 2006）。另外，只有相当少的研究支持使用静态拉伸或动态拉伸来预防损伤（Gremion, 2005; Witvrouw et al., 2004）。

有氧耐力训练

有氧耐力训练（也被称为心血管训练或心肺训练）是用来提升心血管系统和呼吸系统的功能水平的。检测这方面是否提升的指标有很多种（如心输出量、血压和每分通气量），但常用的还是最大摄氧量（Maximal Oxygen Uptake, $\dot{V}O_2max$），或者说在运动时身体细胞能使用的最大氧气量。提升最大摄氧量的方法有很多，如中长距离跑步训练、节奏训练和间歇训练，具体的训练内容可以是跑步、骑自行车、游泳等。机体疲劳是造成运动员损伤的因素之一，有些人建议解决一个损伤因素的方法是让运动员在疲劳状态下继续训练，但更好的解决方案应该是提升运动员整体的有氧耐力以降低机体疲劳的可能性和疲劳程度。

运动暴露

长时间（几周或几个月）参与体育活动有可能可以减少运动员受伤的风险。长时间暴露于来自运动训练和运动赛事的压力是损伤预防训练中很重要的一个部分。就好像任何一个大学或者专业赛事的运动员在停赛期间会进行训练（训练暴露），也会在赛前参加赛前集训（实践暴露），这样的暴露方式在运动员们准备比赛的时候是相当重要的。

最近的一项尝试解释运动暴露的研究成果是短期–长期训练负荷比（Acute-Chronic Workload Ratio, ACWR）（Gabbett et al., 2019; Johansson et al., 2022）。ACWR分析的是一名运动员的短期训练情况和长期训练情况之间的关系，例如上周的训练情况（短期训练量）和上个月的训练情况（长期训练量）。ACWR理论指出，如果一段时间内，短期训练量相对于长期训练量增长得过多，那么运动损伤的风险就会提高。然而，也有很多其他的关于这个主题的文献，它们对于使用ACWR理论的好处持不同态度，并指出ACWR并没有给出针对所有运动员的一个特定的数值以起到指导作用。但笔者依旧认为一名运动员在一段时间内的运动暴露越多，他会发生运动损伤的概率就越低。

为了让参与计划的运动员获得较好的训练结果，设计损伤预防计划的人员必须对训练原则有着充分的知识储备。运动训练的内容必须与参与者所进行的运动有着类似的动作且训练过程中目标肌群也要表现出相似的功能。计划中必须包含多种运动训练且这些动作必须被教给参加计划的人员以最大化相应动作的收益。将以上几个方面在计划中进行结合是设计损伤预防计划过程中很有意思的一部分！接下来的章节将会给出具有针对性的损伤预防动作，并且标注出与之相关的肌肉解剖结构。最重要的一点就是对于每一个运动都会标注出它能够预防的损伤。

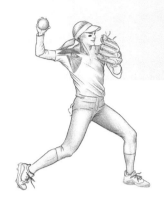

3章

头部、颈部、肩部

在运动过程中会频繁地发生头部、颈部、肩部的损伤。尽管它们之间是相互联系、相互依赖的关系，但为了便于理解，本书将这些部位的损伤分成头颈和肩两个区域来讨论。接下来会对这两个区域进行讨论，并且相对应的常见损伤也会被一同讨论。

头部、颈部

头部和颈部会发生很多的损伤，但本书着重于两种更常见的损伤：脑震荡和颈部肌肉拉伤。尽管这两种是完全不同的损伤，但笔者在这里把它们归为一类，因为这两种损伤都能对针对这里所识别肌肉的加强训练产生积极的反应。通过加强这些肌肉，颈部会变得更加稳定，也就可以更好地抵抗压力，那么脑震荡和颈部肌肉拉伤的风险就会降低了。

脑震荡

脑震荡是指大脑发生的微损伤，常在头部发生撞击后出现，头部的撞击会导致大脑在颅骨内移动并与颅骨发生撞击，从而产生微损伤。尽管目前没有针对脑震荡的诊断性检查存在，但当运动员发生脑震荡时，常常会反映出不同的症状，包括：

- 头痛；

- 精神障碍；

- 易激惹；

- 健忘；

- 难以集中注意力；

- 意识丧失；

- 恶心；

- 睡眠障碍。

颈部肌肉拉伤

颈部肌肉拉伤就是颈部的肌肉发生微小的撕裂，常见于在颈部关节活动度的极限位置活动颈部或者对颈部施加过多的压力（可以是颈部过度疲劳，也可以是在一次事件中承受过度负荷）时。当运动员发生颈部肌肉拉伤时，他们常常会讲述在颈的下段存在疼痛、僵硬、肌肉紧张或者肩痛、上背痛。在一些罕见的情况下，运动员会反映上肢有麻木和麻痹的感觉。

肩部

肩关节是位于躯干和上臂之间的关节。肩部动作是由穿行于躯干、胸和上臂之间的肌肉活动完成的。作为全身最灵活的关节之一，肩关节可以让我们完成携带物品、触摸头顶、投球、游泳和触摸后背的动作。完成这些动作时需要一些肌肉拥有足够的肌力以维持肩关节的稳定性。肩关节实际上是由4个基本关节组成的：盂肱关节、胸锁关节、肩锁关节和肩胛胸壁关节（图3.1）。

- 盂肱关节。这是寻常意义上理解的"肩关节"。盂肱关节是由肩胛骨的关节盂和肱骨头组成的。可以简单地将其理解成一个球和一个插口（插口就是一个可以让另一个物体在上面移动的凹面）。从解剖上来讲，这里的球就是肱骨头，而插口就是关节盂。但是，为了保证肩关节发挥正常的功能，以下3个关节也必须各司其职。

- 胸锁关节。胸锁关节可以发生小幅度的活动，它由锁骨的内侧头关节面和胸骨上部的关节面构成。

- 肩锁关节。肩锁关节（有时称作AC关节）也可以发生小幅度的关节活动，并且它由锁骨的外侧头关节面和肩胛骨上的肩峰的关节面构成。

- 肩胛胸壁关节。肩胛胸壁关节不是一个真正意义上的关节，它属于功能性关节，由肩胛骨的前面和胸腔的后壁组成。

肩部由大量的关节组成，代表它在运动时必须有高度协调配合的动作，也就增加了损伤的可能性。另外，由于肩部包括了不同类型的关节，也就会出现多种不同的损伤。

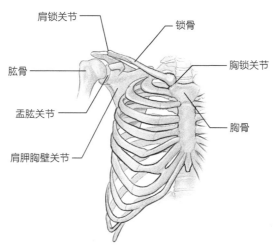

图3.1　肩部的关节：盂肱关节、胸锁关节、肩锁关节以及肩胛胸壁关节

肩关节撞击综合征

通常我们认为肩关节撞击综合征的出现是由于上臂（肱骨）上移导致肱骨头向上移动，从而导致肩峰和肱骨头的间隙减少。但是，这一说法引起了业内的讨论。有些人开始质疑在运动过程中是否确实发生了"间隙减少"，如果确实发生了减少，那是不是这个就确实是疼痛产生的原因。对于这一症状，有可能有其他的原因，也有可能有其他的组织结构牵涉其中。其他一些对于肩关节撞击综合征的解释包括肩袖肌腱炎和单纯的肩部敏感等。

肩袖肌拉伤

肩袖肌是一组肌肉和肌腱的统称，它包括了冈上肌、冈下肌、小圆肌和肩胛下肌（图3.2），肩袖肌可以使肱骨头维持在关节盂中心的位置。肩袖肌的肌腱包绕在肱骨头的前、上、后部，形成天然的"活动韧带"，有助于提升盂肱关节的稳定性。关节的凹陷处（关节盂）相较于关节的头部（肱骨头）是非常小而浅的。肩袖肌的作用就是将肱骨头向内拉，使其靠近关节盂，并且对抗作用在关节上的牵引（分离）力。这些肌肉的主动活动可以产生关节运动。根据盂肱关节不同的运动方向，所有的肩袖肌都可以使肱骨发生旋转。

肌肉拉伤的定义就是肌纤维的撕裂。有时候这一撕裂是非常微小的（Ⅰ级），有时候是完全撕裂（Ⅲ级），而有时候撕裂程度介于以上两者之间（Ⅱ级）。所有的肩袖肌都可能发生拉伤，拉伤的原因经常是过度使用。最常发生拉伤的肩袖肌肌腱就是冈上肌肌腱。

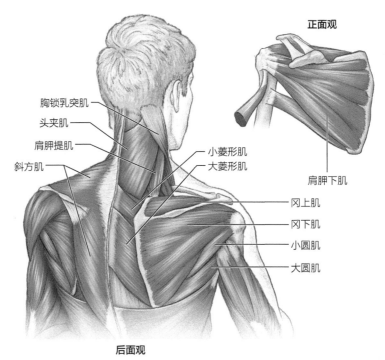

图3.2　肩袖肌和肩胛稳定肌

肩前区不稳

在构成肩关节的4个关节（图3.1）中，最容易发生关节不稳的就是盂肱关节。这个关节的不稳会导致肩脱位或半脱位，也就是说肱骨头不再位于关节盂中。尽管肩膀可以在各个方向上发生脱位，但是最常发生的脱位是前脱位。

颈部等长收缩 – 屈曲

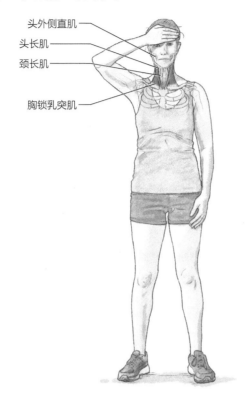

头外侧直肌
头长肌
颈长肌
胸锁乳突肌

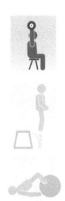

动作指导

1. 双眼平视前方。将一只手置于前额处充当阻力。

2. 放置在前额的手保持不动，并在这个状态下尝试将下颌朝胸口靠近。但放置于前额的手阻止这一动作发生，从而使颈部的肌肉进行等长收缩。阻力的大小根据自身舒适程度自行调整。

3. 持续发力5秒，然后放松。

锻炼的肌肉

主要肌肉：胸锁乳突肌。

次要肌肉：头长肌、颈长肌、头前直肌、头外侧直肌。

预防要点

当颈屈肌出现功能紊乱时，就会出现颈痛，并且颈部的功能甚至人的认知也会出现下降。通过提升颈部的稳定性和控制力就能影响整体的功能水平。这些肌肉的肌耐力在日常活动和体育运动中都很重要。

因为很难单独地锻炼这些同时支持头和颈的肌肉，所以在通过运动改善功能的时候就常常会同时锻炼多块肌肉。此处所讨论的锻炼内容都能够提升目标肌群的肌力，从而可以改善颈部的稳定性、降低发生脑震荡的风险以及降低发生颈部肌肉拉伤的风险。

颈部等长收缩训练可以预防体育项目中的损伤。

• 骑自行车的时候所有颈部的肌肉都有可能拉伤。由于自行车手花费大量的时间保持颈部处于后伸的位置，所以，此时颈伸肌群的肌耐力就尤为重要了。然而，如果只专注于这一点，颈部其他的肌肉（如胸锁乳突肌）就会相对较弱，从而导致疼痛或功能紊乱。

• 摔跤运动需要运动员的颈部在屈曲、伸展、侧屈和旋转上进行极限关节活动度的动作。因此，这些动作所牵涉的肌肉就需要变得足够强大，这样才能保证运动员的颈椎在这些动作中不会发生损伤。

• 任何一个位置上的橄榄球运动员都需要有足够强的颈部肌肉来保证他们可以经受住比赛过程中受到的巨大压力，尤其是对抗时产生的力。在橄榄球运动中，头颈部发生意料之外的突然动作的可能性是非常高的。尽管橄榄球比赛的规则已经有所改动，且这些改动着重于保护运动员的头颈部，但是，橄榄球运动员依旧会在运动过程中遇到诸多的意外情况，所以改动规则并不能全面地保护运动员。加强颈部周围的肌肉力量对于减少这些运动员的损伤风险是非常重要的。

• 虽然赛车不是一项主流的运动，但我们依旧需要注意。赛车手需要有足够强的颈部力量来承受运动过程中的巨大压力。在比赛中赛车手会经受大小约为4~5倍重力的力，这个力在急转弯、急刹车和急加速时会变得更高，其大小可达到重力的8倍。

变式

颈部等长收缩－伸展

双眼平视前方，将一只手置于头后以提供阻力。

当手置于头后时，尝试抬头看天花板。置于头后的手在这时施加阻力来阻止这个动作，此时颈后的肌群就开始进行等长收缩。阻力大小根据自身舒适程度进行调整。

持续用力5秒，然后放松。这个动作涉及的肌肉与屈曲的时候不同，具体来讲，这个动作涉及的主要肌肉是头夹肌和头半棘肌，斜方肌协同。

颈部等长收缩－侧屈

开始时，双眼平视前方。将一只手置于头部侧面耳朵前方的位置来施加阻力。

当手置于头侧时，尝试让头靠近同侧的肩膀。这时，置于头侧的手开始施加阻力来阻止这个动作发生，从而使颈部肌肉进行等长收缩。阻力大小根据自身舒适程度进行调整。

持续用力5秒，然后放松。这个动作中涉及的肌肉和屈曲时涉及的肌肉差不多，具体来说，主要肌肉是胸锁乳突肌，头夹肌、颈夹肌、（前、中、后）斜角肌协同。

增强俯卧撑

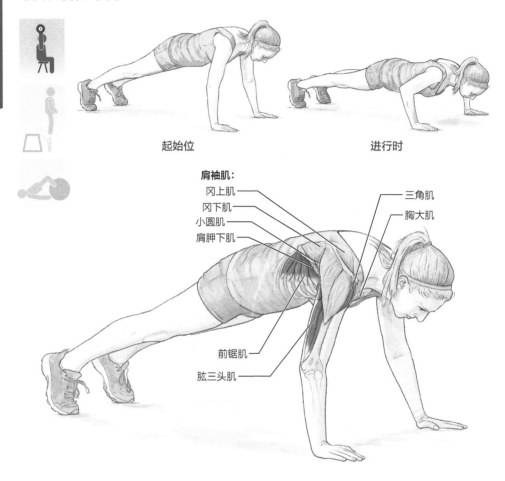

起始位　　　　　　　　　进行时

肩袖肌：
冈上肌
冈下肌
小圆肌
肩胛下肌

三角肌
胸大肌

前锯肌
肱三头肌

动作指导

1. 首先以标准俯卧撑的位置作为起始位，双手置于地面且约与肩膀同宽，同时手肘、膝盖和躯干保持伸直。

2. 通过手肘弯曲、肩膀水平外展来降低身体。在动作过程中保持身体和膝盖伸直。在不引起肩痛的情况下尽可能地降低身体。

3. 通过伸直手肘、肩膀水平内收来重新抬高身体。动作过程中依旧保持身体和膝盖伸直。持续升高直到手肘基本伸直。

4. 本动作名称中的"增强"一词代表增加俯卧撑最高的高度。当升高到手肘基本伸直时，通过使肩胛骨相互远离来进一步推高身体，但是推高过程中不能驼背。

锻炼的肌肉

主要肌肉：胸大肌、三角肌（主要是三角肌前束）、肱三头肌、前锯肌。

次要肌肉：肩袖肌（冈上肌、冈下肌、小圆肌、肩胛下肌）。

预防要点

俯卧撑是一个非常好的能使肩部四个关节相互协调的动作。俯卧撑有很多的变式，但在预防损伤方面最有效的还是增强俯卧撑。这一变式就是在标准俯卧撑的终点位置做一个夸大的进一步抬高的动作。多出来的这一步就是肩胛骨的前伸动作，这可以使俯卧撑过程中前锯肌的发力更加明显，从而降低肩关节撞击综合征的发生风险。

强有力的肩膀对很多体育运动都很重要，尤其是对投手们。俯卧撑的动作除了跟投掷动作很相似以外，更重要的是增强俯卧撑可以增加投掷过程中肩部的稳定性，也就是投掷过程中肱骨头在关节盂上运动的稳定性。除此之外，俯卧撑要求动作过程中肩胛骨保持稳定以便动作的进行，增加了"增强"的内容之后，这一动作的强度也进一步提高了。如果投手没有一个扎实的基础（肩胛骨），那么其他部位（如盂肱关节）损伤的概率就会上升。这并不是说不能动肩胛骨，而是说肩胛骨需要受控制地进行活动以保证其他关节可以正常发挥功能。

变式

高位增强俯卧撑

常见的改动增强俯卧撑的方式就是改变俯卧撑时双手摆放的位置。具体来说，就是增强俯卧撑可以通过将双手从放置在地面改成放置在更高的平面（如桌面、吧台面）上的方式来降低难度。在这个变式中，运动所涉及的肌肉与标准的增强俯卧撑相同，但是运动强度会因为减少了重力影响而降低。

29

哑铃推肩

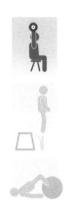

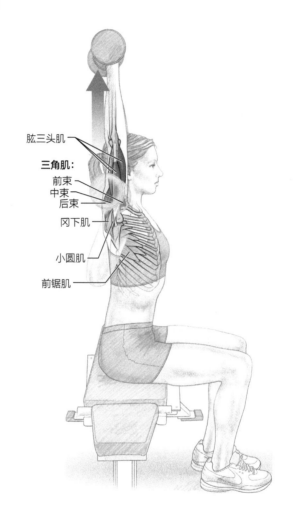

肱三头肌

三角肌：
前束
中束
后束
冈下肌
小圆肌
前锯肌

动作指导

1. 坐在长凳上，并将双脚置于地面。

2. 握紧哑铃，然后前臂旋前。

3. 将哑铃向上推举过头顶，直到手肘完全伸直。

4. 保证动作过程中双臂互相平行，慢慢地弯曲手肘来收回哑铃。

5. 收回哑铃时将哑铃降低到能碰到锁骨的位置，且哑铃需位于肩前部。

6. 过程中不要弓腰驼背。

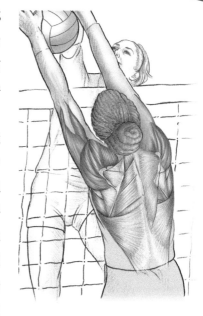

锻炼的肌肉

主要肌肉：三角肌（前、中、后束）、肱三头肌。

次要肌肉：肩袖肌（冈上肌、冈下肌、小圆肌、肩胛下肌）、斜方肌、肩胛提肌、菱形肌、前锯肌。

预防要点

像增强俯卧撑一样，哑铃推肩是一个可以锻炼肩部4个关节的多关节运动。这项运动可以改善肩袖肌的功能并减少损伤风险。但是，需要注意的是，这是一个高阶动作。所以，你应该从使用小阻力开始这个动作，并根据实际情况来增加阻力。

哑铃推肩是一个对于所有会进行抬手高于头顶的运动员来说相当重要的动作。这一类运动员在运动过程中会反复地将双臂抬高到超过肩膀的位置。这类运动员包括：排球运动员、游泳运动员、网球运动员、棒球投手以及垒球运动员。尤其是排球的攻击手和自由球员，他们需要有足够的力量使肩膀完全前屈（抬手过头）。哑铃推肩动作的最高点和自由球员网前拦网以及攻击手击球时的位置相似，这个动作可以针对性地增强上肢肌肉以承受这些压力，从而减少球员肩部损伤的风险。

变式

杠铃推肩

常用的哑铃推肩变式就是杠铃推肩。将杠铃上推直至手肘完全伸直。保持双臂互相平行，缓慢地弯曲手肘以降低杠铃高度。另一种常见的变式就是将哑铃或杠铃置于头后方。但是，这个变式只能由有训练经验的人来做，因为这个动作有激惹肩前部的风险，尤其是对那些没有过多负重训练经验的人来说，这个动作的风险就更高。

哑铃划船

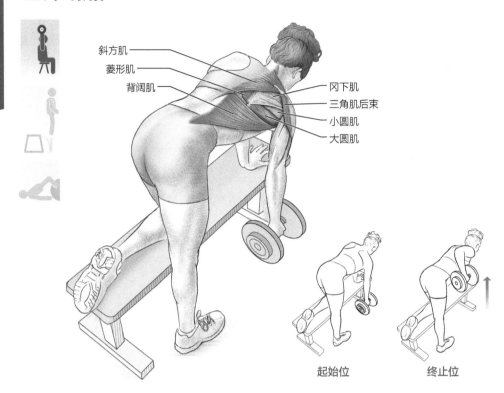

斜方肌
菱形肌
背阔肌
冈下肌
三角肌后束
小圆肌
大圆肌

起始位　　　　终止位

动作指导

1. 右脚着地，左膝置于长凳上。

2. 左手置于长凳上。

3. 将背部放平，躯干与地面平行。

4. 右手抓握哑铃，前臂处于中立位。

5. 将哑铃拉至躯干高度，过程中手肘始终贴近身体。

6. 动作过程中躯干与右膝保持与开始时一样。

7. 在最高点时，哑铃需轻触下胸段或上腹部。

8. 慢慢放下哑铃，回到起始位。

锻炼的肌肉

　　主要肌肉：背阔肌、大圆肌、斜方肌、菱形肌、三角肌后束。

　　次要肌肉：肩袖肌（冈上肌、冈下肌、小圆肌、肩胛下肌）、肱肌、肱二头肌。

预防要点

　　作为一个涉及了肩部4个关节的动作，哑铃划船可以减少很多损伤风险，包括肩袖肌拉伤、肩关节不稳以及肩关节撞击综合征。

　　显而易见的，使用哑铃划船最多的就是划船运动，划船桨的动作和哑铃划船的动作非常相似。不同的是，在划船时每一次划船桨的力量是由下肢募集的。所以，能从哑铃划船这个动作中受益更多的是游泳运动员。游泳的划水过程中反复出现的肩部动作除了需要关节（如盂肱关节和肩胛胸壁关节）周围的肌肉足够强大以外，还需要有足够的肌肉耐力。哑铃划船可以同时满足这两点训练需求，从而降低运动过程中运动损伤发生的可能性。

变式

杠铃俯身划船

　　划船动作也可以在俯身位置下用杠铃进行。这个动作涉及的肌肉和哑铃推肩是一样的，同时它也需要下背部的稳定肌参与其中。做杠铃俯身划船时，躯干前屈俯身，背部尽量保持平直，手肘伸直握紧杠铃。向上提拉杠铃至腹部位置，然后缓慢下放杠铃直至手肘重新伸直。

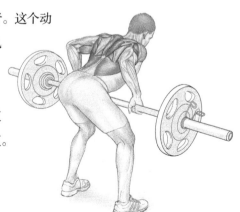

农夫行走

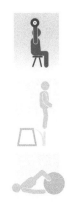

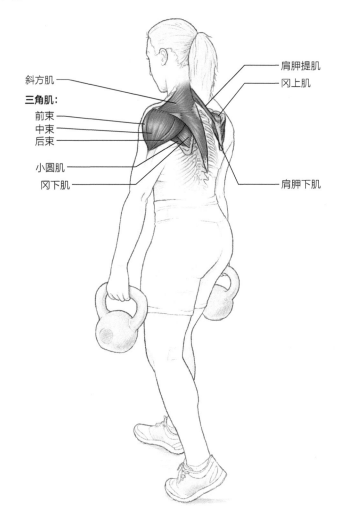

斜方肌

三角肌：
前束
中束
后束

小圆肌
冈下肌

肩胛提肌
冈上肌

肩胛下肌

动作指导

1. 站立位，双手各握一个壶铃，前臂旋前。

2. 壶铃置于身侧，手肘伸直。

3. 保持这个姿势，并步行一段距离。

锻炼的肌肉

主要肌肉和次要肌肉：肩袖肌（冈上肌、冈下肌、小圆肌、肩胛下肌）、斜方肌、肩胛提肌、三角肌（前、中、后束）。

注意：尽管在这个动作中，下肢和前臂的肌肉才是主要的动作肌肉，但此处将重点放在动作过程中进行等长收缩的肩部肌肉上。

预防要点

农夫行走这个动作在大力士比赛中常用，它是一个非常好的锻炼盂肱关节稳定肌（以及握力和下背力量）的方式，并且可以同时提升动作中涉及的肌肉的力量和耐力。这个动作可以激活所有的肩袖肌，所以，它可以减少发生肩袖肌拉伤和肩关节不稳的次数。

农夫行走这个动作在训练和损伤预防方面都扮演了重要的角色。本书将这个动作放在肩部的训练中，是因为这个动作可以使所有的肩袖肌发挥功能。这个动作对于需要肩关节保持稳定的运动（如高尔夫球）是很重要的。当挥杆时，主导侧的肩膀会进行非常强的离心收缩，并几乎在完成离心收缩的当时就马上进行强有力的向心收缩。对这样的动作来说，使用可以锻炼肩袖肌的运动来进行训练是非常重要的。

变式

不稳定农夫行走

常见的农夫行走的变式就是使用不稳定或者多变的阻力，比如可以进行爬坡或者提着装满液体的桶行走。

俯卧位水平外展

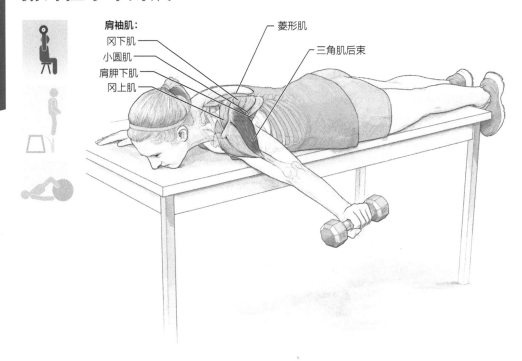

肩袖肌：
冈下肌
小圆肌
肩胛下肌
冈上肌

菱形肌
三角肌后束

动作指导

1. 趴在床上或桌子上，一只手悬空置于外侧，悬空的手臂完全放松，并与地面垂直。

2. 外侧的手握住哑铃，拇指朝前。

3. 保持手肘伸直，向侧面抬起悬空的手臂直至其与地面平行（动作过程中你的手臂与躯干呈90°，并且掌心始终朝向地面）。

4. 慢慢地放下手臂至起始位。

锻炼的肌肉

主要肌肉：三角肌（后束）。

次要肌肉：肩袖肌（冈上肌、冈下肌、小圆肌、肩胛下肌）、菱形肌。

预防要点

　　俯卧位水平外展是一个高难度的活动单一关节的
运动，并且不需要使用高强度的负荷就能使这个运动
发挥作用。俯卧位水平外展有助于减小发生肩关节撞击综
合征和肩袖肌拉伤的概率。这个动作以及接下来的3个动作都
是用不同的方式来针对肩袖肌进行锻炼的，笔者称之为肩部独
立运动。有些动作（如90°肩关节外旋）针对的是特定的某块
肌肉，有些动作（如D2弹力带对角运动）需要肩袖肌和其他
肌肉协同运动。但这些动作都需要肩袖肌的参与来稳定动作
实施过程中肱骨头在关节盂上的位置，尤其在涉及一些极
限的关节动作时，例如手臂减速时、手臂悬空时以及手
臂受到冲击时。这些极限的动作常见于投掷、网球、
体操、障碍跑运动中。

变式

100° 俯卧位水平外展

　　通过改变躯干与手臂的夹角以及前臂的旋转方向，我们就可以改变这个动作的着重
点。俯卧位水平外展常见的变式就是前臂旋前，并且使手臂与躯干的夹角比标准姿势大
一点。也就是说，变式下掌心是朝向前方的，手臂与躯干呈100°。这个姿势下冈上肌的
发力会更加明显。

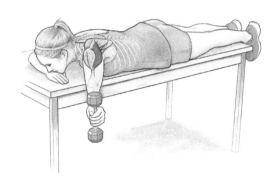

肩胛骨平面运动

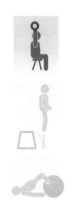

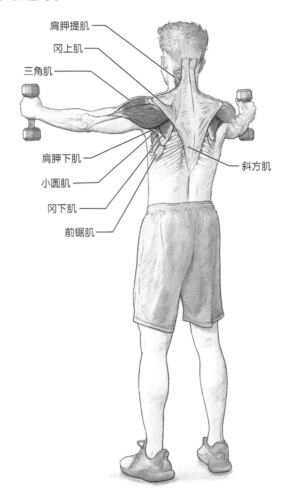

肩胛提肌

冈上肌

三角肌

肩胛下肌

小圆肌

冈下肌

前锯肌

斜方肌

动作指导

1. 站立位，双脚与肩同宽或与髋同宽，双膝微微弯曲。每只手拿一个哑铃，前臂处于中立位。

2. 上肢外旋，双上肢位于躯干前方与躯干呈约30°，然后举起哑铃。动作过程中手肘和上臂同时抬起，并且要先于前臂和手。

3. 将手臂抬高到与地面平行的位置，或者与肩等高的位置。在最高点时拇指朝上。

4. 慢慢放下哑铃，回到起始位。

锻炼的肌肉

主要肌肉：肩袖肌（冈下肌、冈上肌、肩胛下肌、小圆肌）、三角肌（前、中、后束）。

次要肌肉：斜方肌、肩胛提肌、前锯肌。

预防要点

这个姿势也被称为"满罐"，肩胛骨平面运动是在进行肩外展时，双臂处于身体前方与躯干呈约30°。肩胛骨平面运动有助于减少肩关节撞击综合征和肩袖肌拉伤。与之前的动作一起使用的话，包括体操在内的多个运动的运动员可以从这个动作中获益。

90°肩关节外旋

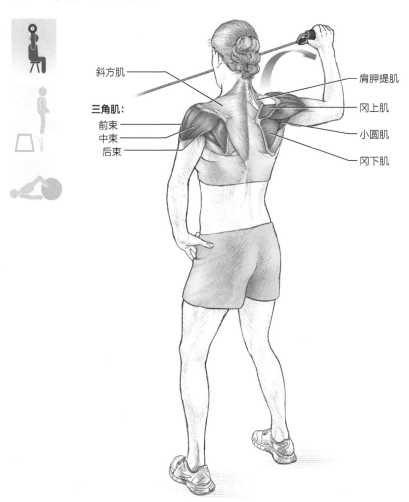

斜方肌

三角肌：
前束
中束
后束

肩胛提肌

冈上肌

小圆肌

冈下肌

动作指导

注意：做这个动作时需要用到弹力带或阻力带。

1. 站立位，双脚与肩同宽。将弹力带或阻力带的一端固定于身体前侧，一只手臂外展90°并抓住弹力带或阻力带的另一端，手肘屈曲90°，前臂与地面平行。

2. 保持这个姿势时外旋肩关节（手肘依旧保持90°屈曲）。

3. 将阻力带放回起始位（前臂平行于地面）。

肩
部

锻炼的肌肉

主要肌肉：冈上肌、冈下肌、小圆肌、三角肌（前、中、后束）。

次要肌肉：斜方肌、肩胛提肌、肩胛下肌。

预防要点

因为肩关节的稳定肌也会参与肩关节的旋转动作，所以包含这类运动的训练动作就显得十分重要了。90°肩关节外旋是一个非常有效的运动，它可以做到增加肩关节稳定性的同时减少肩关节撞击综合征的发生以及肩袖肌拉伤的可能性。其与前两个动作结合使用时，可以使包括网球在内的几种运动的运动员受益。

变式

90°肩关节外旋-快速

常见的改动这个动作的方式就是加快运动的速度。这个变式的动作方式与投掷动作十分相似。

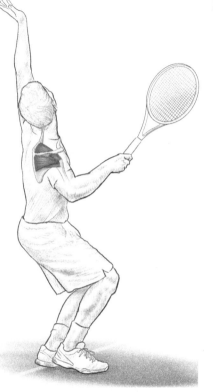

41

D2弹力带对角运动

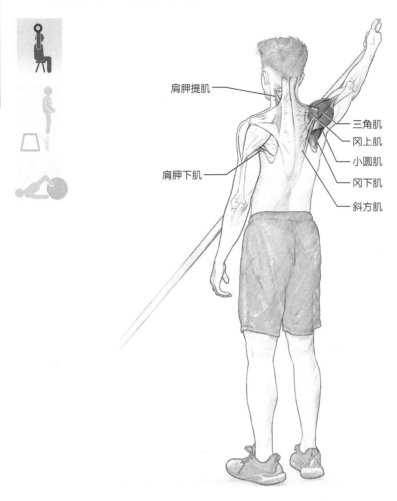

肩胛提肌

三角肌

冈上肌

小圆肌

冈下肌

斜方肌

肩胛下肌

动作指导

注意：你需要使用弹力带或阻力带来完成这个动作。

1. 站立位，双脚分开。将弹力带的一端固定于左前方，右手向左边交叉，抓住弹力带的另一端，同时右手置于左侧髋关节前方。

2. 动作过程中保持肘关节微微弯曲，外旋右侧上臂将弹力带拉高过头顶。

3. 通过上臂内旋将弹力带放回起始位。做这个动作时就想象自己的拇指在引导这个动作：当向上提举的时候，拇指朝右上方运动；当回到起始位时，拇指朝左下方运动。

锻炼的肌肉

　　主要肌肉：冈上肌、冈下肌、小圆肌、三角肌（前、中、后束）。

　　次要肌肉：斜方肌、肩胛提肌、肩胛下肌。

预防要点

　　因为大部分的体育运动都涉及肩关节在多个平面上的同时动作，所以挑选一个可以针对这一类运动的动作就尤为重要了。D2弹力带对角运动可以通过肩关节同时进行肩前屈、外展、水平外展以及外旋来增加肩关节的稳定性，从而减少发生肩关节撞击综合征和肩袖肌拉伤的可能性。这一动作与前几个动作结合使用的话，可以让包括投球手在内的诸多类型的运动员受益。

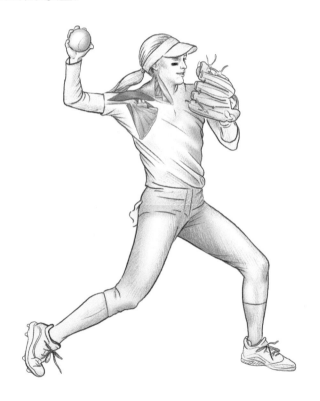

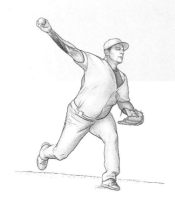

第 4 章

肘、腕、手

除了肩关节以外，在很多不同的运动中还会牵涉上肢其他组织结构的损伤。尽管上肢有很多的结构，但这个结构可以被笼统地分为3个部分：上臂、前臂和手，这些部分由两个关节（肘关节和腕关节）连接。本章会着重讲解3个最常发生运动损伤的区域：上臂和肘、前臂和腕、手。本章会先讲各个区域的解剖结构，然后讲相应区域的常见损伤。但是，这一部分是身体中比较复杂的区域，尽管笔者用一定的方法对其进行了划分，但是读者们仍需注意这部分中的一些肌肉会在多个关节上发挥功能。

上臂和肘

解剖学上所说的上臂是指肩和手肘之间的部分。上臂由肱骨组成，并且可以分为前、后两个隔室，肘关节由3块骨构成：肱骨、尺骨和桡骨。上臂有五块肌肉：三块位于前隔室的屈肌以及两块位于后隔室的伸肌（图4.1）。

1. *肱二头肌。* 这是前臂最表浅的一块肌肉，并且，顾名思义，它有两个头：长头和短头。这两个头都起自肩胛骨，短头起自肩胛骨喙突，长头起自肩胛骨盂上结节，两个头向下移行汇聚后共同止于桡骨的桡骨粗隆。尽管肱二头肌被传统地当作一块屈肘肌（屈肘也确实是它参与的一个动作），但其实它主要的功能是前臂旋后，这也导致了前臂的旋后力量相较于旋前的力量要强许多。有趣的是，尽管叫肱二头肌，但其实肱二头肌并没有实际地附着在肱骨上。

2. *肱肌。* 肱肌的起点广泛地起自肱骨远端的前侧，并止于尺骨冠突和尺骨粗隆。它只参与前臂的屈曲动作。

3. 喙肱肌。喙肱肌起自肩胛骨喙突，止于肱骨内侧1/3的骨面。它辅助肱骨进行前屈和内收，并帮助稳定肩关节。

4. 肱三头肌。肱三头肌是上臂后侧最主要的肌肉，并且它由3个头组成：长头、外侧头和内侧头（图4.2）。长头起自肩胛骨盂下结节，外侧头起自肱骨的后侧面，内侧头也起自肱骨后侧面，3个头汇聚后共同止于尺骨鹰嘴突的远端。肱三头肌可以产生伸肘的动作，由于肱三头肌的长头附着于肩胛骨，肱三头肌也可以在肩胛骨外展时对肱骨头起稳定作用。

5. 肘肌。这块小肌肉起自肱骨外上髁，止于尺骨鹰嘴突的外侧面。它辅助肱三头肌进行伸肘并参与稳定肘关节。尽管此处将它单独列出来，但在功能上肘肌应该作为肱三头肌的一部分，而不是具有单独功能的个体。

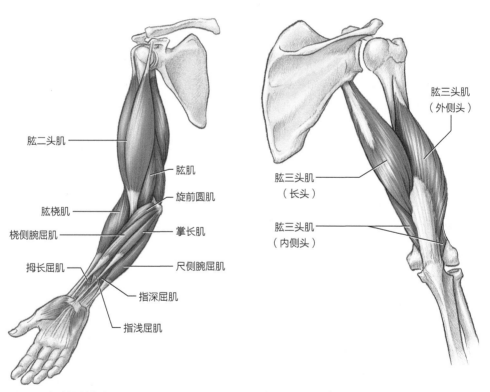

图4.1 上肢解剖结构　　　　　　　　图4.2 肱三头肌

肘关节被认为是一个铰链关节，它是一个位于肱骨远端以及尺骨、桡骨近端的复杂关节。肘关节主要进行前臂的屈曲和伸展，但它也能进行一定的向内和向外的动作，只是动作的角度相对小很多。很多的运动方式都会造成肘关节的损伤，且损伤时常牵涉多种结构。韧带、骨、肌肉和肌腱都是肘关节中常见的损伤结构。

关于腕伸肌和腕屈肌的一个特别事项：因为这些肌肉主要在腕关节处发挥功能，所以这些肌肉在接下来的板块中也会被提及。但是，这些肌肉很多都起自肱骨，并且在肘关节处也发挥一定作用。另外，当它们损伤的时候，损伤导致的疼痛和功能障碍常常发生在肘关节附近。所以，即使这些肌肉是用来产生腕关节动作的，笔者也不得不把这些肌肉放在这个板块中。

尺侧副韧带拉伤

肘关节处被研究最多的就是尺侧副韧带（Ulnar Collateral Ligament, UCL）拉伤。尺侧副韧带负责抵抗外翻力，也就是将前臂相对于上臂推向外侧的力。尽管这些力在大部分日常活动中不出现，但它们在投掷动作中很常见，比如投棒球、投垒球。这类投掷动作会导致肘关节内侧结构处的压力增加，尤其是尺侧副韧带处。当这种压力伴随着投掷时上肢的快速加速运动一同产生，尺侧副韧带的纤维就可能撕裂，最终导致韧带拉伤。如果纤维断裂到一定的程度，导致肘关节不稳，那么就需要进行手术治疗。常见的手术就是尺侧副韧带重建术，也常被称作汤米约翰术式。

少棒肘

这一损伤常见于年轻的、骨发育不完全的并且骨骺未闭合的运动员。这一损伤可以说和尺侧副韧带损伤很相似，因为它们的损伤机制是一样的。但是，与其说是韧带纤维撕裂，这一损伤中常见的是骨骺的损伤，或者是尺侧副韧带在肱骨内上髁处的连接点被拉断。

肱骨外上髁炎

肱骨外上髁炎产生的机制是附着于肱骨的前臂伸肌总腱过度负荷，导致肌腱微撕裂，从而导致组织激惹。尽管肱骨外上髁炎常被称作网球肘，但它也会在别的运动类型中出现。尤其是在那些会涉及反复抓握和手肘、手腕动作的运动中。在这些运动中，前臂的肌肉和肌腱由于活动中出现的反复的过度使用而发生损伤。

肱骨内上髁炎

肱骨内上髁炎，也被叫作高尔夫球肘，是一种发生在附着于肱骨内上髁腕屈肌附着点的损伤。这是一种在反复应力、被动伸腕以及前臂旋后过程中发生过度负荷，导致的退行性损伤。导致这一损伤的活动包括那些会涉及屈腕和前臂旋前的动作。

肱二头肌和肱三头肌肌腱病

肱三头肌附着于鹰嘴突处的肌腱的激惹，被称作肱三头肌肌腱病或举重肘。这一肌腱的易激惹性常常是肘关节处发生的反复动作导致的，尤其是伸肘动作。投掷、俯卧撑、卧推以及其他很多动作都会涉及肱三头肌的大量发力，最终损伤肱三头肌肌腱。

肱二头肌肌腱病好发于肱二头肌长头肌腱，但有时也会出现在桡骨附着点的远端。肱二头肌长头肌腱炎常被归类于肩关节损伤中，因为肱二头肌的长头附着于肩胛骨的盂上结节。这一近端肱二头肌损伤好发于会进行将手臂反复高举过头顶的运动员，如游泳运动员、排球运动员、网球运动员以及那些会做投掷动作的运动员。尽管重复动作可以导致肱二头肌远端的肌腱病，但更常见的原因还是提举过重的物体。而且，肱二头肌远端肌腱的损伤并不常见。

前臂和腕

前臂是位于肘关节和腕关节之间的区域（图4.3）。前臂由尺骨和桡骨组成，并且可以被分成前、后两个隔室，也经常分别被称作屈肌隔和伸肌隔。前臂有许多的肌肉，请前往表4.1和表4.2查看详细肌肉列表。

腕是由前臂和手之间几个关节混合形成的复杂关节。腕关节的骨分成两排，统称为腕骨。近端的一排腕骨由手舟骨、月骨、三角骨以及豌豆骨组成；远端的一排腕骨由大多角骨、小多角骨、头状骨和钩骨组成。

- 桡腕关节。桡腕关节是由桡骨远端和近端腕骨构成的关节。
- 腕骨间关节。腕骨间关节是由近端腕骨和远端腕骨构成的关节。
- 腕掌关节。腕掌关节是由掌骨的近端和远端腕骨构成的关节。拇指的腕掌关节是由大多角骨和第一掌骨近端构成的关节。有时拇指的腕掌关节被认为是不同于其他腕掌关节的，因为它的功能和其余4个腕掌关节不同。

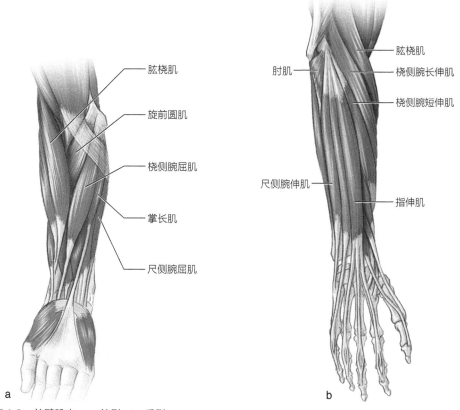

图4.3 前臂肌肉：a. 前侧；b. 后侧

表4.1 前臂的屈肌

肌肉	起点	止点	活动
旋前圆肌	屈肌总腱（肱骨内上髁）	桡骨外侧面的中部	前臂旋前及部分的前臂屈曲
桡侧腕屈肌	屈肌总腱（肱骨内上髁）	第二掌骨基底部	屈腕和桡偏
掌长肌	屈肌总腱（肱骨内上髁）	掌腱膜	屈腕
尺侧腕屈肌	屈肌总腱（肱骨内上髁）	豌豆骨（掌侧）；钩骨钩部（掌侧）；第五掌骨	屈腕和尺偏

肌肉	起点	止点	活动
指浅屈肌	屈肌总腱（肱骨内上髁）；桡骨前侧上段	第二~五指	屈曲第二~五指的中节指骨
指深屈肌	尺骨内侧的近端3/4以及尺骨前侧面	第二~五指远节指骨基底部	屈曲第二~五指的远节指骨并辅助屈腕
拇长屈肌	桡骨前侧面	拇指远节指骨基底部	屈曲拇指指骨
旋前方肌	尺骨前侧面远端1/4	桡骨前侧面远端1/4	前臂旋前

表4.2 前臂的伸肌

肌肉	起点	止点	活动
肱桡肌	肱骨髁上嵴上2/3	桡骨茎突	前臂旋前时屈肘
桡侧腕长伸肌	肱骨髁上嵴外侧	第二掌骨基底部	伸腕和桡偏
桡侧腕短伸肌	伸肌总腱（肱骨外上髁）	第三掌骨基底部	伸腕和桡偏
指伸肌	伸肌总腱（肱骨外上髁）	第二~五指骨	伸指和伸腕
小指伸肌	伸肌总腱（肱骨外上髁）	第五指骨	单独伸第五指
尺侧腕伸肌	伸肌总腱（肱骨外上髁）	第五掌骨基底部	尺偏并辅助伸腕
旋后肌	肱骨外上髁	桡骨侧面、后侧面和前面的1/3	前臂旋后并辅助肱二头肌进行前臂旋后
拇长展肌	尺骨和桡骨的后侧面	第一掌骨基底部	拇指外展并伸拇指腕掌关节
拇短伸肌	桡骨后侧面	拇指近节指骨基底部	拇指近节指骨在拇指腕掌关节处伸展
拇长伸肌	尺骨后侧面1/3	拇指远节指骨基底部	拇指远节指骨在腕掌关节和指间关节处伸展
示指伸肌	尺骨后侧面	示指指背腱膜	伸第二指并辅助手伸展

- 桡尺远侧关节。桡尺远侧关节是由尺骨和桡骨在腕关节近端组成的车轴关节，这个关节参与的活动是前臂的旋前和旋后。

腕关节骨折是很常见但又难以预防的。但腕关节的大部分损伤都和过度使用或者反复的拉伤有关，这两个原因导致的损伤是最适合进行损伤预防的。

屈肌劳损

位于内上髁远端的腕屈肌和旋前肌的激惹，称作屈肌劳损，此处需与高尔夫球肘进行区分，高尔夫球肘是直接发生于内上髁上的。屈肌劳损会影响肌腹，而不是止于内上髁的屈肌总腱。进行投掷运动或进行反复的腕和前臂动作的运动员会有发生这一损伤的风险。

腕韧带拉伤或扭伤

任何稳定腕关节的韧带发生损伤都称为拉伤。腕关节韧带的拉伤经常是由重复动作和过度使用导致的。投掷或抓握可能导致腕关节疼痛，这种疼痛会随时间或重复动作的增加而加剧。

手

手是位于腕关节远端的结构，由19块骨构成。手的运动功能由手的外在肌和固有肌实现。手的外在肌是那些起自前臂的肌肉，这些肌肉已经在前臂和腕的肌肉部分罗列。这些肌肉辅助进行手功能，但同时也在腕关节处扮演重要角色。手的固有肌是那些更小的肌肉，它们的起止点都在手，并且使手发挥功能，如捏、握。跟前臂类似，手固有肌有很多块（图4.4和表4.3）。

手的手指之间有高度的相似性。手上有5块掌骨，与远端腕骨共同构成腕掌关节。每一块掌骨都与一根手指（或一节指骨）连接构成掌指关节（Metacarpophalangeal Joint, MCP）。第二～五指都有3节指骨，它们构成两个指间关节：近指间关节（Proximal Interphalangeal Joint, PIP）和远指间关节（Distal Interphalangeal Joint, DIP）。但拇指只有两节指骨，一个指间关节（Interphalangeal Joint, IP）。

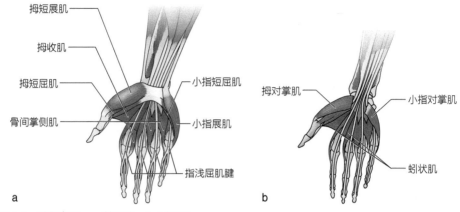

图4.4 手固有肌：a.前面观；b.后面观

表4.3 手固有肌

肌肉	起点	止点	活动
拇短展肌	屈肌支持带和手舟骨结节	拇指近节指骨的外侧面	拇指外展
拇短屈肌	屈肌支持带和大多角骨结节	拇指近节指骨的外侧面	拇指屈曲
拇对掌肌	屈肌支持带和大多角骨结节	拇指外侧面	拇指对指
小指展肌	豌豆骨	第五指近节指骨的内侧面	第五指外展
小指短屈肌	屈肌支持带和钩骨钩部	第五指近节指骨的内侧面	第五指屈曲
小指对掌肌	屈肌支持带和钩骨钩部	第五掌骨的内侧面	第五指对指
骨间背侧肌	掌骨	指背腱膜以及第二~四指近节指骨	第二~四指外展
骨间掌侧肌	第二、四、五掌骨的掌侧面	指背腱膜和第二、四、五指近节指骨	第二~四指内收
蚓状肌	指深屈肌腱	第二~五指指背腱膜	掌指关节屈同时指间关节伸

大部分手部的损伤都与骨直接相关，包括挤压伤、骨折和撕脱伤。常见手部骨折包括：

- 拳击者骨折（第五掌骨骨折）；
- Bennett 氏骨折（第一掌骨基底部骨折）；
- Rolando 氏骨折（第一掌骨骨折伴关节脱位）；
- 球衣指（附着于远节指骨的屈肌腱断裂）；
- 锤状指（附着于远节指骨的伸肌腱断裂）。

尽管使用防护装备有助于预防损伤，但很难用运动来减小发生这些损伤的可能性。

其他的手部的损伤也会涉及肌腱和韧带。常见的有桡骨茎突狭窄性腱鞘炎、牧场看守人拇和滑雪拇。

桡骨茎突狭窄性腱鞘炎

桡骨茎突狭窄性腱鞘炎是由拇长展肌和拇短伸肌的过度使用导致的。可以导致这种损伤的活动包括拧毛巾、握高尔夫球杆、抱孩子或者敲钉子（Goel and Abzug, 2015）。

牧场看守人拇和滑雪拇

这两种损伤都涉及第一掌指关节尺侧副韧带的撕脱或断裂。两者的区别主要在于尺侧副韧带损伤的方式：牧场看守人拇是尺侧副韧带的过度使用导致的损伤；而滑雪拇是由拇指的过度外展导致的尺侧副韧带的急性损伤，造成这种急性损伤的原因常常是滑雪时拇指被滑雪杆卡住。

过头顶肱三头肌收缩

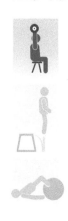

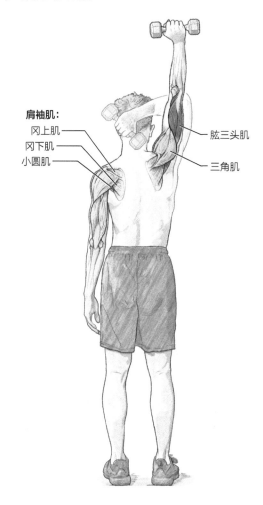

肩袖肌:
冈上肌
冈下肌
小圆肌

肱三头肌

三角肌

动作指导

1. 站立位,双脚与肩同宽,左手置于身侧。右手握紧哑铃,并且屈肘,将右手放于头后和上背部。

2. 固定右侧上臂不动,向上推动哑铃直到手肘完全伸直。

3. 将右侧手肘慢慢弯曲以放下哑铃,直到回到起始位。

4. 完成一组后,换另一侧手重复相同的动作。

锻炼的肌肉

主要肌肉：肱三头肌。

次要肌肉：肩袖肌（冈上肌、冈下肌、小圆肌、肩胛下肌）、三角肌（前、中、后束）。

预防要点

肱三头肌的损伤常见于进行投掷动作等动作时，肱三头肌的肌肉和肌腱在动作过程中受到快速的应力。给这些组织增加负荷可以改善肌力，从而减小发生肱三头肌拉伤或肱三头肌肌腱病的可能性。

因为会涉及快速的伸肘动作，过头顶肱三头肌收缩对所有的投手都相当重要，主要包括铅球、棒球、垒球投手。这个动作的一个好处是可以提高运动表现，另一个好处是可以减少损伤风险。过头顶肱三头肌收缩相较于肱三头肌下推练习来说涉及更多的肱三头肌长头动作，所以过头顶肱三头肌收缩可以对肱三头肌肌腱进行更多的拉伸，从而增加在投掷过程中肱三头肌的耐受力。

变式

肱三头肌伸展

相较于标准式的站立位，肱三头肌伸展需要用长凳来支撑躯干。微微向前屈体，保持躯干的中立位。将一只手放在长凳上支撑身体，并用另一只手拿哑铃。保持上臂与身体贴紧的同时慢慢地向后伸直手肘。

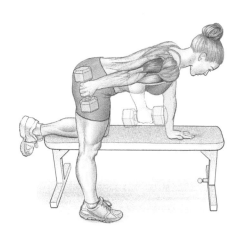

杠铃屈肘

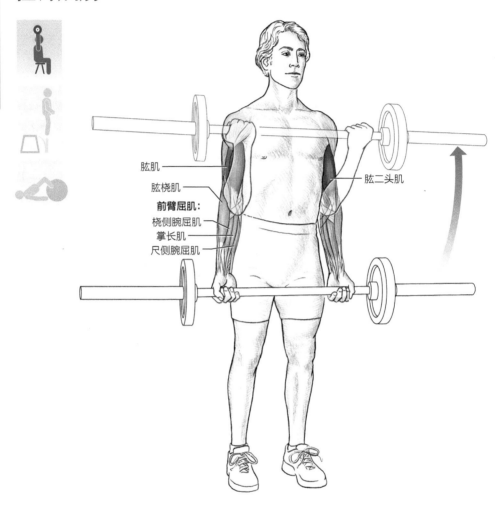

肱肌

肱桡肌

肱二头肌

前臂屈肌：

桡侧腕屈肌

掌长肌

尺侧腕屈肌

动作指导

1. 站立位，双脚与肩同宽，双手握住杠铃的杆，要求双手握紧、前臂旋后并且双手与肩同宽或稍宽于肩。

2. 将杆放置于大腿前侧，手肘伸直，双上臂位于体侧，双上臂与地面垂直。

3. 保持双上臂稳定不动，通过屈肘来向上移动杠铃，使其靠近肩膀，在杠铃距离肩膀4~6英寸（10~15厘米）处停止动作。

4. 依旧保持双上臂不动，双手肘缓慢伸直，回到起始位。

锻炼的肌肉

主要肌肉：肱肌、肱二头肌。

次要肌肉：肱桡肌、前臂屈肌（桡侧腕屈肌、掌长肌、尺侧腕屈肌）、旋后肌。

预防要点

肱二头肌远端的损伤常见于肌肉遭受巨大的应力时，而肱二头肌近端的损伤常见于将手臂高举过头顶的活动中。给这些组织结构增加负荷有助于提升它们的力量，从而减小发生肱二头肌拉伤或肱二头肌肌腱病的可能性。另外，因为这个动作也会在手肘处施加压力，所以也可以减少尺侧副韧带的损伤风险。

以下两种运动尤其需要这个动作，并且这两种运动的运动员可以通过将这个动作加入日常训练中获益。

● 橄榄球运动员经常会在比赛的时候被对手从手臂中抢走球，在这个过程中，运动员的手肘一般都是在屈曲状态下，所以就增加了肱二头肌远端损伤的风险。为了与对手对抗，足够强大的屈肘肌（如肱肌、肱二头肌）肌力是必需的。杠铃屈肘有助于减少这种损伤的发生。

● 垒球的投手也可以从杠铃屈肘中获益。臂下投球的动作需要肱肌和肱二头肌进行有力的、重复的收缩。为了减少垒球投手发生手肘或肱二头肌肌腱的损伤，笔者强烈建议将这个动作加入垒球投手的训练中。

变式

坐姿哑铃屈肘

做这个动作需要垂直站立或坐在卧推椅上，然后两只手各抓一个哑铃，抓握时拇指朝前。保持上臂在身侧，屈左肘时前臂旋后（掌心朝后）。慢慢放回哑铃直到手肘完全伸直，同时前臂进行旋前动作直至拇指重新指向前方。换另一侧重复相同的动作。

杠铃伸腕

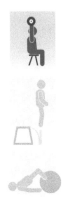

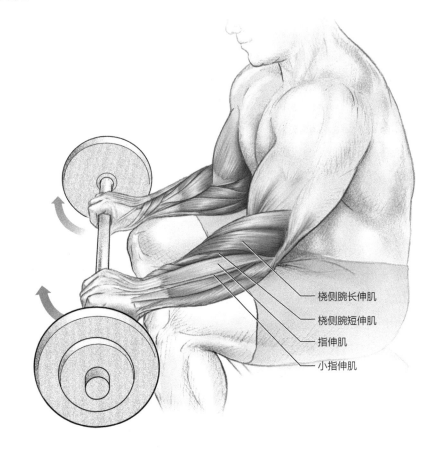

桡侧腕长伸肌

桡侧腕短伸肌

指伸肌

小指伸肌

动作指导

1. 坐在长凳上，同时双脚着地，双手抓紧杠铃，前臂旋前，双手与髋同宽。双手肘及前臂落于大腿上，并且手腕和手位于膝盖前侧或前方。

2. 通过伸腕来尽可能高地抬起杠铃，并且过程中保持手肘和前臂不动。

3. 通过缓慢地屈腕来回到起始位。

锻炼的肌肉

主要肌肉：桡侧腕长伸肌、桡侧腕短伸肌。

次要肌肉：指伸肌、小指伸肌、示指伸肌。

预防要点

使用杠铃伸腕来增强腕伸肌的肌力可以稳定腕关节并减少损伤的风险。那些从事会涉及抓握相关动作的运动，以及涉及反复抓握动作的职业的人都可以从这个动作中获益。正如之前提到过的，伸肌总腱的损伤被称为网球肘。所以，显而易见的，最能从哑铃伸腕这个动作中获益的，就是网球运动员。网球运动中涉及了两个需要腕伸肌发挥功能的动作：反复抓握以及抗阻伸腕。握力和腕伸肌群的肌力之间存在高度的相关性。另外，当击球时，尤其是反手击球时，为了保持腕关节的稳定，腕伸肌会对抗腕屈曲的力量。通过增强腕伸肌的肌力，肱骨外上髁处伸肌总腱的损伤概率会减小。

变式

站立位哑铃伸腕

进行这个变式时，需要取站立位，双脚与肩同宽，双手各握紧一个哑铃，前臂旋前，手肘和前臂位于躯干两侧。通过伸腕来尽可能高地抬起哑铃，并保持过程中不发生手肘和前臂的动作。缓慢屈腕以降低哑铃高度来回到起始位。

杠铃屈腕

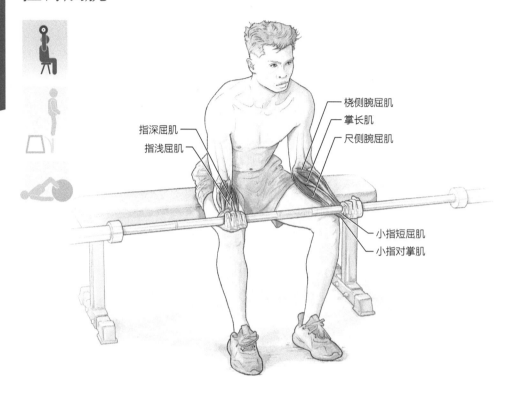

指深屈肌

指浅屈肌

桡侧腕屈肌

掌长肌

尺侧腕屈肌

小指短屈肌

小指对掌肌

动作指导

1. 坐在长凳上，双脚着地，双手握紧杠铃，前臂旋后，双手与髋同宽。手肘和前臂置于大腿上，手腕和手位于膝盖前侧或前方。

2. 通过屈腕来尽可能高地抬高杠铃，动作过程中保持手肘和前臂不动。

3. 通过缓慢伸腕来降低杠铃高度以回到起始位。

锻炼的肌肉

主要肌肉：桡侧腕屈肌、掌长肌、尺侧腕屈肌。

次要肌肉：指浅屈肌、指深屈肌、小指对掌肌、小指短屈肌。

预防要点

　　腕关节的损伤常常是由反复拉伤造成的。给这些肌肉增加负荷可以提升它们的力量，从而减小腕关节肌肉拉伤或腕关节扭伤的可能性。由于这些肌肉附着于肘关节的内侧，所以增强它们的力量也可以减少发生尺侧副韧带损伤的风险。

　　当投掷棒球的时候，运动员必须握紧棒球，并且为了投出不同的球（如直球、变速球、滑球），需要将棒球在手中进行一定的调整。这一系列的抓握和调整都需要腕屈肌有一定的力量。另外，投球动作是反复进行的高速动作。以上几点增大了棒球运动中腕屈肌损伤的可能性。通过增强腕屈肌的力量，腕屈肌承受高速重复动作的能力就会提升，从而减少损伤的风险。

变式

手腕滚轮

　　将绳子的一端固定在重物上，另一端固定在销棒上，重物悬于空中。双手握紧销棒，前臂旋前，双手相距4~6英寸（10~15厘米）。双臂抬高到与肩齐平，双手缓慢动作，使销棒向上卷起绳子，从而升高重物，重物触及销棒时停止动作。然后缓慢地进行反方向的动作来放下重物，使之回到起始位。

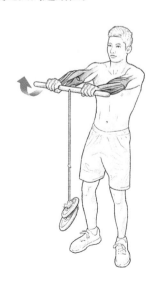

前臂旋后和旋前

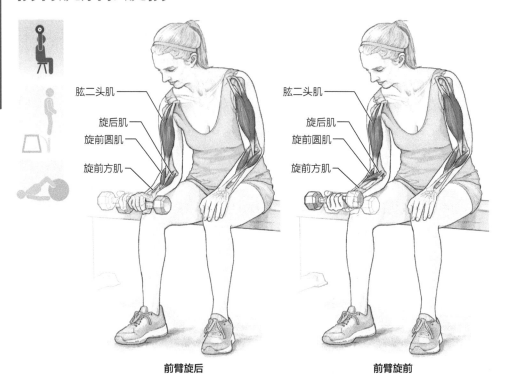

肱二头肌
旋后肌
旋前圆肌
旋前方肌

肱二头肌
旋后肌
旋前圆肌
旋前方肌

前臂旋后   前臂旋前

动作指导

1. 坐在长凳上，双脚置于地面，用右手握住哑铃的中部或一端，前臂旋前，手肘屈曲90°。将右侧手肘和前臂放于大腿上，手腕和手位于膝盖前侧或前方。

2. 通过前臂旋后来将哑铃上下翻转，动作过程中保持手肘和前臂不动。

3. 通过前臂旋前来将哑铃上下翻转，动作过程中保持手肘和前臂不动。

4. 换左手重复相同动作。

锻炼的肌肉

主要肌肉：肱二头肌、旋后肌、旋前圆肌。

次要肌肉：旋前方肌。

预防要点

许多运动都需要手腕进行翻转动作（如前臂旋前、前臂旋后），这个动作有助于增加参与这类手腕活动的肌肉力量，从而减少尺侧副韧带和手腕损伤的风险。

本章已经提到过腕伸肌力量对网球运动的重要性，前臂旋前的力量对网球同样重要，尤其是在扣球的时候。尽管正手击球不一定会有很多的前臂旋前动作，但当网球运动员想在击球时增加球的转速时，就需要更多的前臂旋前动作了。通过增强这些肌肉，网球运动员可以提高运动表现并且可以减少损伤风险。

变式

前臂旋后和旋前 - 球拍

用球拍等物体来替代哑铃可以增加动作过程中的阻力臂，从而增加这个动作的挑战性和难度。

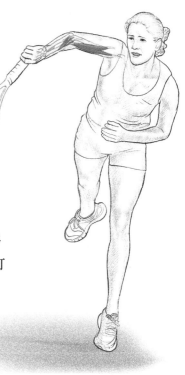

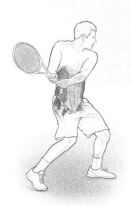

第5章

脊柱和躯干

脊柱和躯干是运动和日常生活中最容易损伤的区域。这些区域的损伤会让人变得衰弱，并且有可能导致慢性功能障碍。降低这一区域的损伤风险在刚开始可能令人望而却步，但通过对其结构的系统的检查，降低风险的措施蓝图也就出现了。这一区域的介绍会分为两个部分：脊柱和躯干。脊柱部分会包含脊柱的骨、肌肉和与脊柱功能直接相关的结构；躯干部分会包括其他的辅助脊柱活动的结构（主要是肌肉）。

脊柱

脊柱是由脊柱骨（椎骨）以及肌肉等组成的。通常将脊柱分成5个部分：颈椎、胸椎、腰椎、骶椎和尾椎（图5.1），每一个部分都有各自的功能。椎骨通过椎间盘互相分开，并且通过关节突关节与相邻的椎骨相连，椎骨间有椎间孔，方便来自脊髓的神经分成周围神经穿行分布到身体的各个部分。每节椎骨都有一个朝后的棘突，棘突可以进一步地提供保护，但是棘突的主要作用还是作为肌肉的附着点。

- 颈椎。脊柱最上面的7块椎骨（C1~C7），连接颅骨的底部并负责控制颈部的活动。最上面的两块椎骨——C1和C2，经常被称作寰椎和枢椎，它们各自特有的结构可以做到连接颅骨和下段的脊柱。颈椎的损伤已经在第3章中提过了。

- 胸椎。颈椎之后的12块椎骨（T1~T12）为胸椎，胸椎是肋骨的连接点。

- 腰椎。腰椎（L1~L5）也被称作下背部，腰椎构成了脊柱上最大的承重区域。这块区域是脊柱最常发生损伤的部位，会在本章中被着重讨论。

• 骶椎。腰椎之后的5块椎骨（S1~S5）将脊柱和骨盆连接起来，称骶髂关节（Sacroiliac Joint, SIJ）。骶椎的所有椎骨都相互融合到一起，椎骨与椎骨之间没有椎间盘，骶髂关节的稳定依靠的是关节周围非常肥厚的韧带。尽管这个部位可以产生一些活动，但活动的幅度非常小，然而，此处也是疼痛的好发位置。

• 尾椎。脊柱最下面的4块椎骨构成了尾椎，和骶骨一样，尾椎的4块椎骨互相融合。这个部位的损伤常常由摔跤导致。

韧带可以将一块椎骨和相邻的椎骨相互融合，从而获得较大的稳定性。从侧面看，颈椎和腰椎呈前凸，胸椎呈后凸（图5.1）。这样的脊柱曲度可以为脊柱提供稳定性，有助于人在直立位时保持平衡，并支撑头和躯干上段的重量。除了骶骨和尾骨以外，脊柱

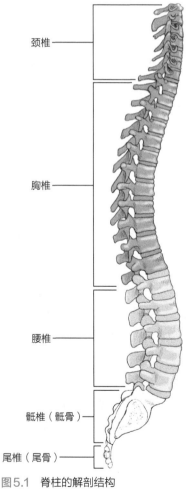

颈椎

胸椎

腰椎

骶椎（骶骨）

尾椎（尾骨）

图5.1 脊柱的解剖结构

的椎骨之间由椎间盘隔开。椎间盘有助于为周围神经的走行提供空间，同时也具有缓冲作用。椎间盘为脊柱的屈曲和旋转提供了先决条件。每一个椎间盘都由两个独立的部分组成：纤维环由强韧的胶原蛋白纤维构成，并且包绕住中心处柔软的髓核。

除了韧带和椎间盘以外，脊柱还被肌肉包绕，肌肉可以稳定和活动身体。这些肌肉可以分为表层肌、中层肌和深层肌（图5.2）。

表层的肌肉是夹肌，分成头部和颈部，起自项韧带的下半部分、乳突外侧面以及枕骨上项线的外侧1/3，止于上6个胸椎（T1~T6）的棘突以及上4个颈椎（C1~C4）的横突。夹肌单侧收缩时可以使颈部进行侧屈并且使头部和颈部发生同向旋转，双侧收缩可以使头部和颈部进行后伸。

中层的肌肉由竖脊肌构成。竖脊肌的肌肉面积非常大，并且在脊柱两侧各形成一个肌肉突起。竖脊肌由3个部分构成：髂肋肌（外侧束）、最长肌（中束）和棘肌（内侧束）。所有的竖脊肌都起自竖脊肌总腱（一块宽大的肌腱，附着于髂嵴的后侧、骶骨后侧、骶骨的棘突以及下段腰椎）并止于颈椎、胸椎和腰椎的棘突和横突，以及肋骨的近端。竖脊肌双侧收缩时可以使头部以及部分或全部的脊柱后伸，单侧收缩时可以使头部或脊柱进行侧屈。

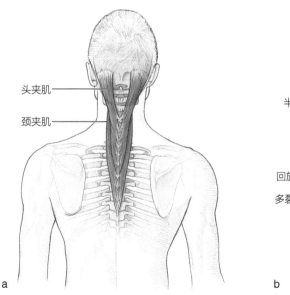
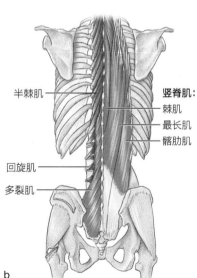

图5.2　a. 脊柱表层肌；b. 脊柱中层肌和脊柱深层肌

背部的3块深层肌肉是半棘肌、多裂肌和回旋肌。除了可以产生动作和保持平衡，这些肌肉还可以稳定脊柱并产生和传递本体感觉。这些深层肌肉每块都起自椎骨的横突并止于起点往上1~2（回旋肌）、2~4（多裂肌）或4~6（半棘肌）个节段的椎骨的棘突（或颅骨）。

背部常见的损伤一般都涉及背部的肌肉或椎间盘。尽管脊柱骨折确实会发生，但是发生的频率并不高，并且不能通过预防损伤的锻炼来规避。

腰肌劳损

腰肌劳损是下背部常见的损伤，主要指背部脊柱周围肌肉的损伤（Will et al., 2018）。在第1章中已经说过，肌肉拉伤是肌肉的撕裂伤，根据撕裂程度的不同分成Ⅰ、Ⅱ、Ⅲ级。腰肌劳损是肌肉的微撕裂伤。损伤的发生可以是外伤性的，也可以是缓慢起病。腰肌劳损会导致疼痛和肌肉紧张，并且这些症状可以扩散到很大的范围。症状在站立、提物以及旋转身体时会加重。抛开常识不说，关于不良姿势或不良搬运动作会增加腰肌劳损风险的循证医学研究证据并不充分。

腰椎间盘突出症

腰椎间盘突出症是指椎间盘的活动超出原本正常的椎骨间的空隙。由于纤维环固定髓核的能力不足，椎间盘则会发生向外膨突（通常是向后外侧膨突）。当膨突的程度足够大时，髓核就可以突破纤维环的束缚，从而形成椎间盘突出。像腰肌劳损一样，腰椎间盘突出症可以是外伤性的，也可以缓慢起病。由腰椎间盘突出症导致的疼痛感混合了神经卡压导致的疼痛以及局部炎症因子升高时产生的疼痛。目前对导致椎间盘损伤的风险研究也不尽充分。

躯干

躯干指除了头和四肢以外的躯体部分。下文将主要介绍几种对脊柱活动起到辅助作用的躯干肌。

腹壁主要有以下4种功能：

- 保护腹腔脏器（如肝脏）；

- 储藏脂肪（尤其是对于男性来说）；

- 辅助呼吸；

- 肌肉驱动脊柱产生动作。

腹壁的解剖结构十分具有特色，共有3个纤维带。腹白线是位于腹壁中间的白线，将腹部分成左右两半，是连接胸骨剑突和耻骨联合（两半骨盆之间的关节）的线。腹白线在腹壁上呈一条垂直的沟。半月线是一条曲线，它从第9肋软骨处延伸至耻骨联合附近。半月线是腹直肌的外侧边界，同时半月线将腹直肌和腹外斜肌分开（图5.3）。两侧的半月线可以在腹白线两侧2~4英寸（5~10厘米）处看到。腱划是腹直肌上的水平线。

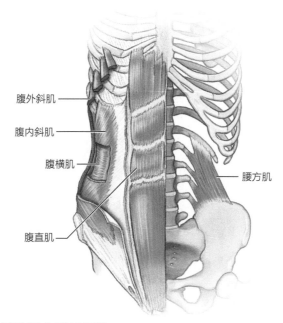

腹外斜肌

腹内斜肌

腹横肌

腰方肌

腹直肌

图5.3 对脊柱活动起到辅助作用的躯干肌

- 腹直肌。腹直肌起自耻骨联合和耻骨嵴，止于胸骨剑突和第5~7肋软骨。腹直肌收缩可以使躯干屈曲，并且腹直肌是使腰椎屈曲的主要肌肉。

- 腹外斜肌。腹外斜肌起自第5~12肋（下8个胸椎）外侧面、前锯肌止点和背阔肌起点处，止于腹白线、耻骨粗隆以及髂嵴的前半部分。腹外斜肌双侧收缩时，可以辅助躯干屈曲；单侧收缩时，可以使躯干向对侧侧屈和旋转。一个帮助记忆腹外斜肌功能的方式是：腹外斜肌的肌纤维排列方向类似手插进前口袋时手指的朝向。

- 腹内斜肌。腹内斜肌位于腹外斜肌的深层，起自髂嵴前侧2/3处以及腹股沟韧带外侧的一半，止于第10~12肋的下缘、腹白线和耻骨。与腹外斜肌类似，腹内斜肌双侧收缩时可以使躯干屈曲，单侧收缩时可以使躯干侧屈和旋转。但和腹外斜肌不同的是，腹内斜肌单侧收缩时的运动方向和收缩侧相同。有趣的是，腹内斜肌也可以让躯干朝相反的方向侧屈和旋转，前提是要固定胸部。

- 腹横肌。腹横肌是腹部最深的肌肉，起自第7~12肋软骨（下6个胸椎）的内侧面、髂嵴和腹股沟韧带的外1/3，止于腹白线、腹内斜肌和耻骨嵴。尽管腹横肌也可以起到稳定躯干的作用，但其主要作用还是增加腹压和支持腹腔脏器。

- 腰方肌。腰方肌也是深层肌，起自第12肋下缘和腰椎横突，止于髂腰韧带和髂嵴。腰方肌参与脊柱的后伸，并且可以使脊柱侧屈。

躯干的损伤都会涉及不同程度的躯干肌的损伤。接下来说的两种损伤是由相关肌肉的附着点发生损伤或者肌肉本身的损伤导致的。

运动员耻骨痛

运动员耻骨痛，是一种核心肌肉的损伤，也称"运动型疝气"，指的是下腹部或腹股沟区域软组织的拉伤或撕裂。运动员耻骨痛常累及的肌肉包括下腹部的腹内外斜肌以及大腿的内收肌，这些肌肉的共同特点是都附着于耻骨上。涉及承重合并转体动作的运动都可能导致下腹部或腹股沟区域的软组织撕裂。运动员耻骨痛好发于剧烈运动的运动员，这些运动员常常做出快速的变向，常见的运动包括橄榄球、足球和冰球。这些损伤发生的当时就常会产生腹股沟区域的疼痛。这种疼痛可以通过休息来缓解，但一旦重新开始运动，尤其是在运动时做转体动作时，疼痛就会再次出现。尽管被称作"运动型疝气"，但其实运动员耻骨痛并不会像所谓的腹股沟疝那样在体表出现肉眼可见的凸起。

髋挫伤

髋挫伤是指发生于髂嵴上的身体深部的挫伤，常常由直接撞击或摔倒导致，尤其常见于有频繁肢体接触的运动（如橄榄球、冰球）和涉及身体单侧摔倒着地的运动（如排球、滑板）。有髋挫伤的人常说受伤部位有疼痛和触痛。髋挫伤的治疗方式主要是休息，直到损伤自行恢复为止。

硬拉

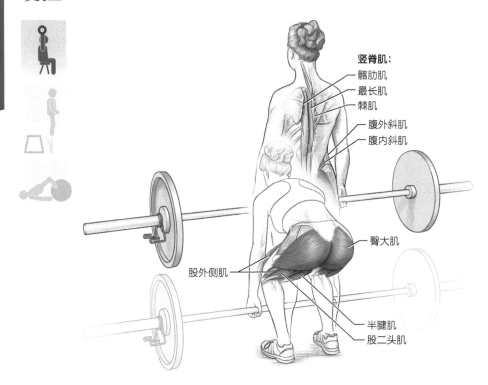

竖脊肌：
髂肋肌
最长肌
棘肌
腹外斜肌
腹内斜肌
臀大肌
股外侧肌
半腱肌
股二头肌

动作指导

1. 站立位，双脚平放于地面且与肩同宽或与髋同宽，脚趾稍稍朝外。

2. 双手握紧杠铃，前臂旋前，双手间距约与肩同宽，然后蹲下。

3. 注意：在这个动作的最低处时，臀部需低于肩部，杠铃位于小腿前侧约1英寸（约3厘米）处，背部挺直，胸腔上挺且外扩。

4. 从地上将哑铃提起时，保持背部挺直且手肘伸直。通过伸髋伸膝来提供向上挺直的动力，直到完全站直。动作过程中臀部的动作速度要始终慢于肩部的动作速度。

5. 保持背部挺直，通过屈髋屈膝来缓慢地将杠铃放回地面。

锻炼的肌肉

主要肌肉：臀大肌、腘绳肌（半腱肌、半膜肌、股二头肌）、股四头肌（股直肌、股外侧肌、股内侧肌、股中间肌）。

次要肌肉：髋外展肌，髋内收肌（长收肌、大收肌、短收肌）、竖脊肌（髂肋肌、最长肌、棘肌）、腹直肌、腹内外斜肌、腹横肌。

预防要点

硬拉可以锻炼所有的躯干肌和大腿肌，并且，为了保证动作的正确性，需要下肢和躯干保持适当的姿势。出于以上因素考虑，硬拉是一个非常好的减少躯干和脊柱损伤风险的动作。

大部分的体育活动参与者可以通过将硬拉加入损伤预防计划中而获益，橄榄球前锋和啦啦队人员就是两个很好的可以从硬拉中获益的例子。橄榄球前锋必须在保持半蹲姿势时对抗外界阻力，而啦啦队队形底部的人员必须托举上面的队友。强有力的肌肉和良好的动作姿势可以减少活动过程中损伤的风险。

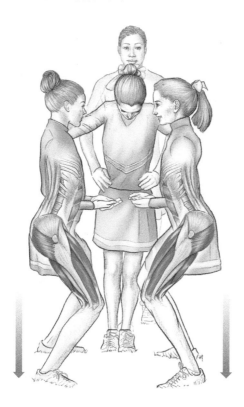

侧身平板

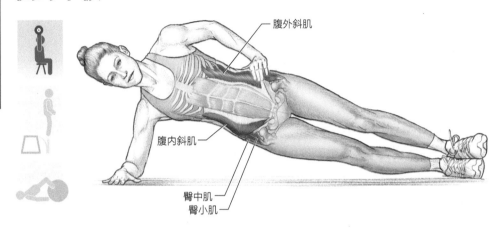

腹外斜肌

腹内斜肌

臀中肌
臀小肌

动作指导

1. 右侧躺，右侧手肘位于右侧肩膀下方，右侧前臂与身体垂直。

2. 将左脚放在右脚上（或置于右脚前方），左手置于髋部，头部保持中立位，双眼直视前方。

3. 将髋部抬离地面，此时，右侧的踝关节、膝关节和肩关节位于一条直线上。

4. 通过肌肉的等长收缩来维持身体处于步骤3的姿势，保证右侧手肘位于右侧肩膀的下方，保持头部处于中立位。

锻炼的肌肉

主要肌肉：腹内外斜肌、臀中肌、臀小肌。

次要肌肉：腰方肌、竖脊肌（髂肋肌、最长肌、棘肌）。

预防要点

对于像体操这种需要脊柱保持稳定的运动来说，增强躯干和脊柱的肌肉力量可以减少运动时发生损伤的风险。由于体操运动员需要在对抗脊柱和躯干侧屈的情况下完成大量的动作，并且保持动作，所以侧身平板就成了对于体操运动员来说非常好的提升运动表现和减少损伤风险的动作。

通过激活侧身平板的主要锻炼肌肉，侧身平板动作可以很好地增强脊柱的稳定性和髋外展肌的肌力。这种方式已经被证实可以降低这些区域的损伤风险（Moffroid et al., 1993）。尽管髋关节的部分会在第6章做更详细的介绍，笔者依旧需要在提及侧身平板的功能的同时强调髋外展肌的作用。许多运动都仰赖于这块肌肉的力量来减少损伤风险。其中一项运动就是跑步，跑者在跑步时每一次脚的落地，都需要髋外展肌进行离心收缩以对抗脚着地时髋内收的动作。通过做侧身平板，跑者可以降低包括髋关节损伤在内的其他下肢损伤的风险。

变式

侧身平板加髋外展

先做标准的侧身平板，然后在标准侧身平板的姿势下将位于上方的腿抬高，重复几次。由于上方的腿在这个状态下无法辅助进行侧身平板，所以这个动作会进一步加大髋外展肌和躯干肌的锻炼强度。

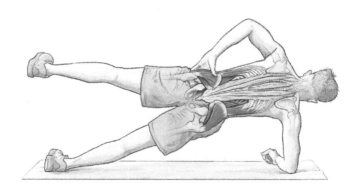

单膝跪姿对角劈斩

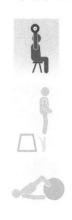

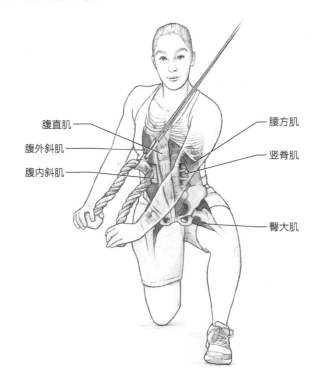

腹直肌

腹外斜肌

腹内斜肌

腰方肌

竖脊肌

臀大肌

动作指导

1. 身体与拉力器平行，外侧腿单膝跪地，两侧膝关节均呈90°。

2. 双手握住固定在拉力器上的绳子或把手，向下且向对侧拉，也就是将物体从一侧的肩部拉向对侧的髋部。动作过程中保持肘关节伸直。

3. 慢慢地回到起始位。

锻炼的肌肉

主要肌肉：腹内外斜肌、臀大肌。

次要肌肉：竖脊肌（髂肋肌、最长肌、棘肌）、腹直肌、腰方肌。

预防要点

　　单膝跪姿对角劈斩模拟了很多运动中的动作，比如橄榄球运动中变向时、足球运动中变向时以及篮球防守时的动作。最能从这个动作中获益的是棒球或垒球击球运动员。击球是一个非常快速且强有力的动作，它需要运动员募集大量的力，然后在完成击球动作后快速地降低运动速度。增强这个动作涉及的肌肉可以让运动员做好进行击球等相关活动的准备，并保护运动员免受伤害。

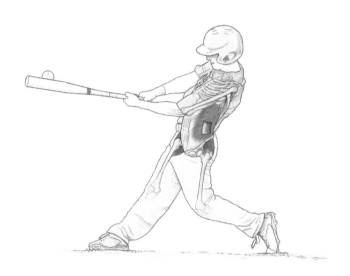

变式

实心球对角劈斩

　　单膝跪姿对角劈斩有很多种变式。这个变式使用实心球来代替拉力器，相对来说更加具有针对性。在执行动作时，单膝跪姿和标准式相同，但手中拿的是实心球。上臂从上往下且向对侧髋关节动作，将实心球砸向地面。

站立位对角提举

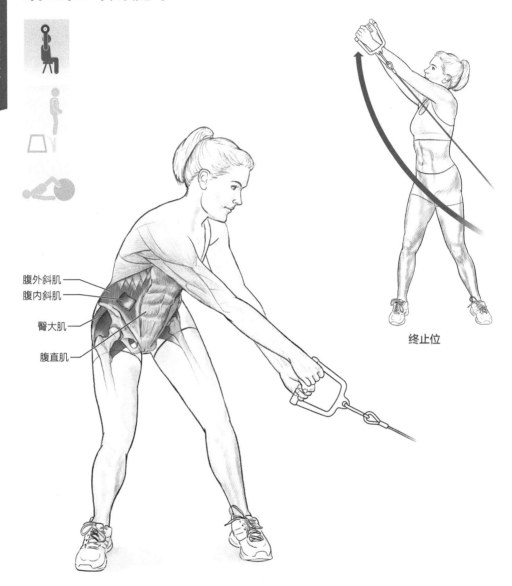

腹外斜肌

腹内斜肌

臀大肌

腹直肌

终止位

动作指导

1. 站立位，与拉力器平行。

2. 双手握住固定在拉力器上的绳子或把手，向上且向对侧拉，也就是将物体从一侧的髋部拉向对侧的肩部。动作过程中保持肘关节伸直。

3. 缓慢地回到起始位。

锻炼的肌肉

　　主要肌肉：腹内外斜肌、臀大肌。

　　次要肌肉：竖脊肌（髂肋肌、最长肌、棘肌）、腹直肌、腰方肌。

预防要点

　　类似于对角劈斩，站立位对角提举也模拟了很多运动中的旋转动作，例如网球运动中的反手击球。尽管反手击球的动作被认为是上肢动作，但其实这个动作也牵涉到了下肢和躯干的肌肉。如果反手击球的时候注意力完全集中在上肢动作，那么动作过程中脊柱和躯干的损伤风险就会增加。通过练习这个动作来增强网球运动中需要用到的所有肌肉，这些损伤的风险就会下降。

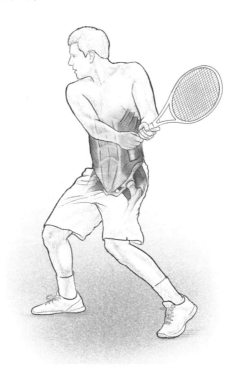

反弓伸展

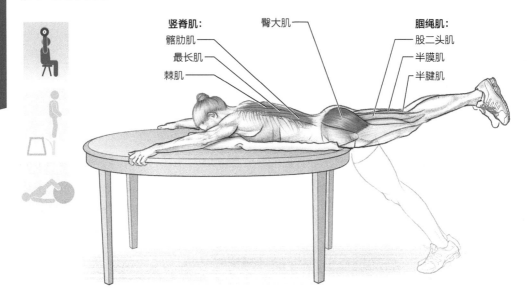

竖脊肌:
髂肋肌
最长肌
棘肌

臀大肌

腘绳肌:
股二头肌
半膜肌
半腱肌

动作指导

1. 趴在任意平台上，双膝伸直。

2. 双手抓紧平台，保持身体平衡。

3. 双腿并拢，并同时抬起至与躯干齐平，避免腰椎过伸。

4. 缓慢降落至起始位。

锻炼的肌肉

主要肌肉： 竖脊肌（髂肋肌、最长肌、棘肌）、臀大肌。

次要肌肉： 腘绳肌（半腱肌、半膜肌、股二头肌）。

预防要点

　　增强背部肌肉的肌力有助于运动过程中脊柱的稳定。这并不是说要在运动过程中保持脊柱完全不动，而是说运动过程中要保持脊柱在一定的控制下活动。游泳运动员可以从反弓伸展中获益，尤其是当他们进行自由泳或蝶泳时。使用这些泳姿时，脊柱除了会侧屈和旋转之外，还会进行屈曲和伸展。通过增强竖脊肌肌力，游泳运动员可以更好地完成这些动作，从而降低动作过程中脊柱和躯干的损伤风险。

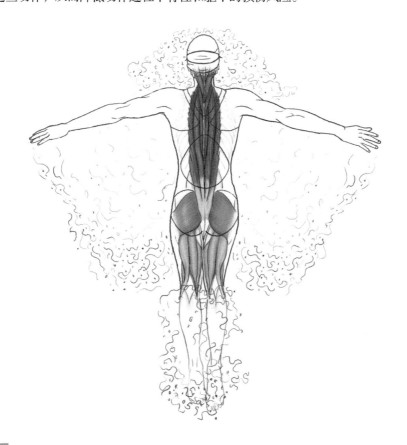

变式

实心球过顶抛投

　　这个变式模拟了很多运动过程中的爆发性动作。放松地保持直立位，双脚与肩同宽，双手拿住实心球，双手与髋同高。将实心球向地面靠近，然后用双上臂用力向上并向后过头顶抛起实心球，将球传递给身后的同伴。

实心球侧抛

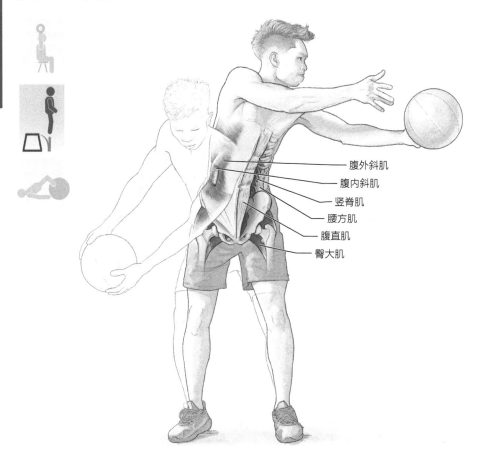

腹外斜肌
腹内斜肌
竖脊肌
腰方肌
腹直肌
臀大肌

动作指导

1. 保持舒适的直立位，与墙相距约6英尺（约1.8米），双脚间距略大于肩宽，双手持实心球，双手与髋同高。

2. 保持双脚完全贴地，先向远离墙体的方向转体，然后转向墙面并用双臂的力量将实心球扔向墙面。

3. 当球弹回的时候抓住球，并马上重复上述动作。

锻炼的肌肉

主要肌肉：腹内外斜肌、臀大肌。

次要肌肉：竖脊肌（髂肋肌、最长肌、棘肌）、腹直肌、腰方肌。

预防要点

增强旋转脊柱和躯干的肌肉有助于让这些肌肉为体育运动做好准备。和单膝跪姿对角劈斩、站立位对角提举类似，实心球侧抛模拟了很多运动中的转体动作，如网球、棒球投掷和垒球。一个相关的例子就是橄榄球角卫，橄榄球角卫需要通过做后撤步，然后马上快速转身来掩护接球员。实心球侧抛就是为这类运动做准备的很好的练习动作。

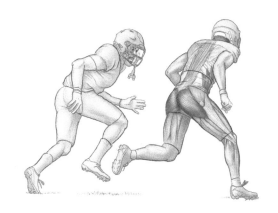

变式

侧向挥臂抛球

这个动作的起始动作和标准的实心球侧抛一致，但是，动作开始时需要向外侧挪动2~3步，然后外侧腿点地发力，再双臂用力将实心球抛向墙面。这个变式中实心球可能不能弹回手中，而是滚落到地面，这时就走过去捡起实心球，然后重复上述动作即可。

注意：尽管在这章中没有被详细解释，但这里需要提及第7章中会提到的罗马尼亚硬拉（Romanian Deadlift, RDL）和哥本哈根支撑。

一般来说，罗马尼亚硬拉是一个锻炼腘绳肌的动作，但它也可以减少下背部的损伤风险。因为为了很好地完成罗马尼亚硬拉，运动员需要在大部分时候使背部的伸肌做等长收缩以便瞄准和负重。

哥本哈根支撑是一个用来减少腹股沟区（髋内收肌）损伤风险的动作。比如本章中提到的运动员耻骨痛，而运动员耻骨痛可以由髋内收肌损伤导致。

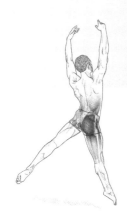

第**6**章

髋关节

  髋关节是位于骨盆和股骨之间的关节。髋关节的健康及其完整性不但对其自身相当重要，并且有大量的证据表明当髋关节能正常发挥功能时，其他关节（尤其是膝关节和背部）也能更好地发挥功能。本章会讲解髋关节的解剖结构、髋关节的常见损伤以及减少这些损伤风险的锻炼动作。

  髋关节是球窝关节，并且可以产生一定幅度的动作。在构成髋关节的骨结构以及关节周围软组织的作用下，髋关节成为一个相对稳定的关节，并且只需要很少的肌肉激活就能保持这种稳定的状态。

  构成髋关节的骨结构是骨盆和股骨（图6.1）。股骨头（球部）与髋臼部（窝部）相吻合。髋臼的开口朝向前侧和外侧，髋臼向前或向侧面开口的程度可能会导致一些损伤。骨盆由髂骨、坐骨和耻骨构成。跟其他关节一样，骨盆和股骨之间的关节面上覆盖了关节软骨，但在髋臼周围还有一个软骨环。这个环叫关节唇，髋关节的髋臼唇和肩关节的盂唇类似。所以，像肩关节的盂唇一样，髋臼唇也会发生撕裂或脱离。髋关节周围主要有3条韧带，这3条韧带形成了关节囊，关节囊为髋关节提供进一步的被动稳定性。

  髋关节周围也存在几块肌肉，肌肉可以使关节产生动作，同时提供一些额外的稳定性。髋关节周围的肌肉可以分成后群、前群和内侧群。包括所有内侧群在内的其他的一些髋关节周围的肌肉会在第7章讲解大腿时详细展开。本章主要讲解髋关节的前群肌和后群肌。

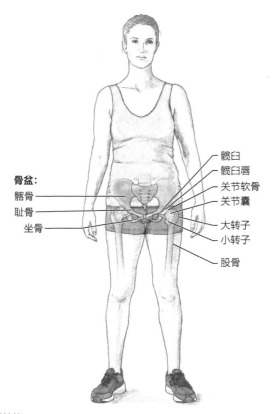

骨盆：
髂骨
耻骨
坐骨

髋臼
髋臼唇
关节软骨
关节囊
大转子
小转子
股骨

图6.1 髋关节的解剖结构

髋关节后群肌

髋关节的后群肌可以被分为较大的、较浅表的臀肌以及深层的小肌群，这些小肌群主要负责的是髋关节外旋（图6.2）。

• 臀大肌。这是全身最有力的肌肉之一。站立位时，臀大肌包裹住坐骨结节，而在坐位时，臀大肌的上段向上移动，使坐骨结节更接近体表。臀大肌起自髂嵴、骶骨、尾骨以及骶结节韧带，止于髂胫束（Iliotibial Band, IT band）以及股骨的臀肌粗隆。臀大肌是髋关节周围强有力的伸髋肌，尽管臀大肌也能使髋关节外旋，但它主要的功能是伸髋使大腿与躯干呈一条直线（如向上爬楼梯）。

• 臀中肌。臀中肌也位于髋关节的后侧，它位于臀大肌的深部，起自髂骨外侧面，前侧和后侧臀肌线之间，止于股骨大转子外侧面。臀中肌有3个部分，所以臀中肌可以产生多种运动，臀中肌可以外展髋关节、内旋髋关节（前束）和外旋髋关节（后束）。并且，臀中肌可以在单腿站立时参与承重（也就是阻止对侧骨盆下坠）。另外，臀中肌可以通过限制站立时髋关节的外展和内旋来控制膝关节的外翻动作。

• 臀小肌。臀小肌是最小且最深的臀肌。它起自髂骨外侧面，前侧和后侧臀肌线之间，止于股骨大转子前侧面。臀小肌辅助臀中肌进行髋关节的外展和内旋。

• 深层外旋肌。深层外旋肌包括了6块肌肉：梨状肌、闭孔内肌、上孖肌、下孖肌、股方肌和闭孔外肌（尽管闭孔外肌位于身体前侧，但是在功能上进行划分的话，它属于外侧旋转肌）。这些肌肉经常被当成一个整体来讨论，因为它们的基本功能一致，并且基本都是同时被激活以发挥功能。这6块肌肉共同起自骨盆，止于股骨大转子。就如它们的名字所说，这些肌肉负责髋关节外旋。

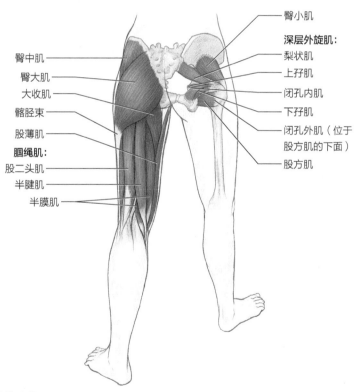

图6.2 髋关节后群肌

髋关节前群肌

髋关节前群肌的基本功能就一个：屈髋。大部分的髋关节前群肌是独立的结构，但有一些会汇聚在一起或止于同一位置（图6.3）。

- 髂腰肌。髂腰肌是由两块起点不同但止点相同且产生相同动作的肌肉构成的。髂腰肌的基本功能是屈髋，但它也能为髋关节提供一定的稳定性并且可以使躯干前屈。
  - 腰大肌。腰大肌起自T12~L5椎骨的外侧面以及T12~L5椎骨的椎间盘，止于股骨小转子。
  - 髂肌。髂肌起自髂嵴、髂窝以及骶髂韧带的前面，和腰大肌一起止于股骨小转子。
- 阔筋膜张肌。阔筋膜张肌是一块小肌肉，起自髂前上棘以及部分的髂嵴，止于髂胫束。阔筋膜张肌辅助进行髋关节的屈曲、外展和内旋，除此之外，阔筋膜张肌还有其特有的功能：使髂胫束和阔筋膜（阔筋膜是大腿肌肉周围的结缔组织）紧张，有助于大腿肌肉以更强的力量进行收缩。有趣的是，由于臀大肌也止于髂胫束，所以阔筋膜张肌成了臀大肌可以保持膝关节于伸直位的前提。
- 缝匠肌。缝匠肌起于髂前上棘，止于低于髂前上棘的裂隙的上缘（裂隙由髂前上棘和髂后上棘构成）以及胫骨内侧缘的上部。这个止点与股薄肌和半腱肌的止点汇聚，称之为鹅足（第7章中会提及）。

髂胫束

另一个需要被提及的结构是髂胫束。髂胫束是一条厚厚的筋膜纤维束，从骨盆的髂嵴向远端游走，在胫骨近端有多个止点。髂胫束可以稳定髋关节，尤其是髋关节的前部，并且可以在跑步的时候蓄能（Hutchinson et al., 2022）。当髂胫束开始蓄能时，可以提高跑步效益。

对于运动员来说髋关节疼痛和损伤是功能障碍的常见原因。在过去，大部分的髋关节疼痛被认为是与肌肉损伤相关的。虽然肌肉确实是疼痛的来源之一，但基于我们现有的知识和对髋关节的了解，我们知道还有其他的损伤可以导致髋关节疼痛。髋关节常见的损伤来源包括骨组织、肌肉、肌腱和韧带。每种损伤都有其独一无二的机制，接下来会介绍。

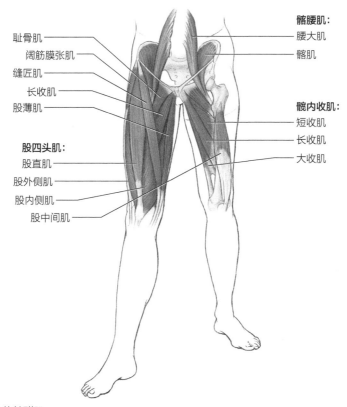

髂腰肌：
腰大肌
髂肌

髋内收肌：
短收肌
长收肌
大收肌

耻骨肌
阔筋膜张肌
缝匠肌
长收肌
股薄肌

股四头肌：
股直肌
股外侧肌
股内侧肌
股中间肌

图6.3 髋关节前群肌

髋关节撞击综合征（Femoroacetabular Impingement, FAI）

髋关节撞击综合征可以由单独的股骨头骨质增生或髋臼唇的朝向异常导致，也可由两者同时造成。以上任何一种情况都会导致关节面发生异常，导致活动的时候发生骨之间的摩擦。最终，这样的反复接触产生髋关节的激惹或者是髋关节结构的破坏，从而产生疼痛和活动受限。髋关节撞击综合征有3种类型：钳夹型、凸轮型和混合型。钳夹型是髋臼唇过度朝下或朝外，导致前壁的骨头向髋臼的边缘外延伸。凸轮型指的是股骨头前侧的骨质发生增生，导致关节前侧的关节压力在屈髋或髋内旋的时候会高于平常情况。混合型就是同时存在钳夹型和凸轮型。产生髋关节撞击综合征的形态学原理在现阶段并没有很好的研究，但很有可能包括了遗传和环境因素。没有出现疼痛或功能障碍的髋关节撞击综合征应当被当作正常现象，尤其是在运动员人群中，因为这类人群更容易发生髋关节撞击综合征。当髋关节撞击综合征伴随疼痛的时候，疼痛通常出现在髋关节的前部并向下涉及腹股沟区。当已经有症状产生时，转动、扭动以及深蹲会加重症状。

股骨大转子疼痛综合征

股骨大转子疼痛综合征也被称为转子滑囊炎或臀肌肌腱病，是由发生在臀肌肌腱和滑囊的退行性改变造成的疾病。滑囊是小的、充满液体的圆盘，通常位于肌腱的深面（下方），作用是减少活动时组织之间的摩擦。当发生股骨大转子疼痛综合征时，运动员常常主诉髋关节外侧疼痛，并且在跑步、跳跃和着地时症状加重。那些髋外展肌弱的人在活动时会产生更多的髋内收，但目前不知道这是不是导致这类综合征的原因。过度的内收会导致在活动时臀中肌和臀小肌在大转子处受到更多的挤压，这可能会导致相关肌腱受激惹。另外，当髋内收过多时，髂胫束也可能更多地挤压臀肌肌腱。在体育运动中，过度的髋内收表现为单腿站立时对侧骨盆发生下坠（图6.4）。

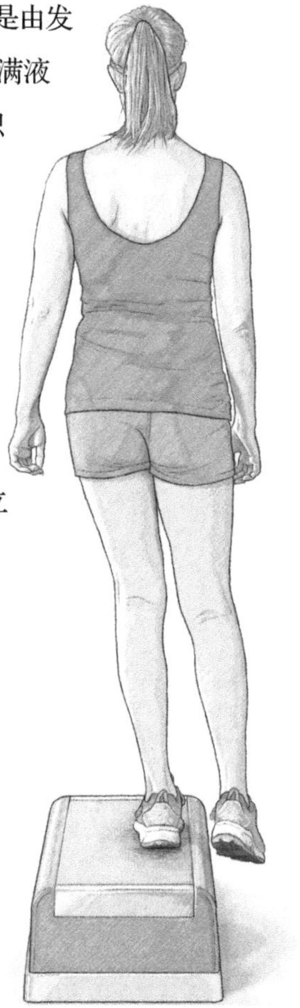

图6.4 骨盆下坠

弹响髋

就像名字中提到的，弹响髋患者会在髋关节的外侧、后面或前部产生的弹响的感觉。弹响常发生在用力提拉或者甩动下肢时，弹响时一般是发生了髂胫束或者臀肌肌腱在大转子上滑动。后侧弹响髋发生时是腘绳肌中的一块肌肉在坐骨结节上滑动，但后侧弹响髋不多见。前部弹响髋一般涉及的是髂腰肌与髋关节周围的一些结构发生滑动，可以是在骨结构突起的部分上滑动，也可以是肌腱之间相互滑动，但基本是与髋关节前部的结构发生滑动。

屈髋肌拉伤

屈髋肌有很多种，但最有可能发生拉伤的是髂腰肌（髂肌和腰大肌）和股直肌。本章会着重讲解髂腰肌拉伤，第7章会讲解股直肌的拉伤。尽管屈髋肌拉伤可以是急性的，也可以是慢性的，但是慢性屈髋肌拉伤相对更常见。需要进行反复、有力屈髋动作的活动可能导致屈髋肌慢性的过劳性损伤，比如踢球、冲刺。舞蹈者髋和跳跃者髋都属于屈髋肌拉伤，舞者和跳跃者在进行相关活动时需要在髋外旋时进行屈髋。髂腰肌的拉伤会同时伴随肌腱激惹和前部弹响髋。屈髋肌急性损伤常常是由强有力的肌肉离心收缩或者抵抗外力（如运动场地、对手）时进行超过肌腱负荷能力的屈髋导致的。

髂胫束综合征

髂胫束综合征属于过劳性损伤，在跑者和自行车手中常见。髂胫束在弹响髋中已经作为一种与摩擦相关的损伤被提及了。我们猜测髂胫束与股骨外侧髁摩擦，从而导致疼痛。但是，最近的研究表明，其实是髂胫束和股骨外侧髁之间相互挤压（而不是摩擦）激惹了位于髂胫束深部的神经，从而导致疼痛（Archbold and Mezzadri, 2014; Fairclough et al., 2007）。这一点很重要，因为这提示可能不像过去认为的那样，髂胫束综合征是因为髂胫束太紧而产生的（Fairclough et al., 2007; Hutchinson et al., 2022）。但是，目前对于髂胫束综合征产生的原因还不明确。

侧卧位髋关节外展

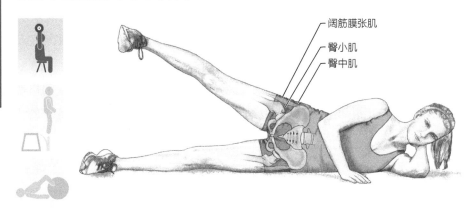

阔筋膜张肌
臀小肌
臀中肌

动作指导

1. 取侧卧位，一侧下肢放在另一侧下肢上方，双脚脚尖朝前。
2. 双膝伸直，上方的脚微微指向下方，向上抬起位于上方的下肢6~8英寸（15~20厘米），过程中下肢不产生向前的动作。
3. 慢慢地降低高度回到起始位。
4. 注意：可以通过在上方的脚踝处增加负荷或者其他类型的阻力来增加这个动作的难度。

锻炼的肌肉

主要肌肉：臀中肌、臀小肌。

次要肌肉：阔筋膜张肌。

预防要点

增强髋外展肌的肌力不但可以提升相关肌群的肌力，而且还可以减少膝关节损伤的风险（Stearns-Reider et al., 2021）。尽管蚌式开合常被当作锻炼髋外展肌的动作，但其实侧卧位髋关节外展才能更好地募集髋外展肌（Moore et al., 2020）。

第5章中提到过，髋外展肌在跑步等运动中很重要，因为通过激活髋外展肌，运动员就可以减少在点地时的髋内收程度。这一点在篮球运动中尤为重要，因为髋内收常伴随动态膝外翻，膝外翻是膝关节损伤（尤其是前交叉韧带撕裂）的风险因素之一，而前交叉韧带的损伤在篮球运动中是最常见的。尽管增强其他肌肉的力量也很重要，但强有力的髋外展肌可以通过对抗髋内收时的膝外翻动作而减少前交叉韧带损伤和其他膝关节损伤的风险。

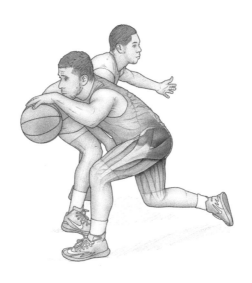

变式

靠墙等长髋关节外展

　　顾名思义，这个变式采用的是髋外展肌等长收缩的锻炼方式，但是相对于激活单侧的髋外展肌，这个动作可以同时激活两侧髋外展肌。做这个动作时，取站立位，身体一侧靠墙或者靠门板，靠墙的下肢抬起，单腿站立，抬起的腿取90°屈髋屈膝位，抬起的腿的膝关节抵住墙面。在这个姿势下，伸直的腿用力将身体推向墙面，并保持一定的时间，两侧交替进行。抬起的腿的髋外展肌主动收缩将膝关节朝墙面推，伸直的腿的髋外展肌等长收缩以保持髋关节和骨盆的位置。

徒手抗阻离心髋关节外展

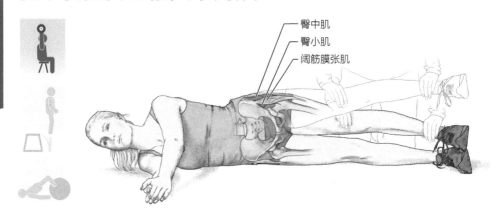

臀中肌
臀小肌
阔筋膜张肌

动作指导

1. 锻炼者取侧卧位,搭档取跪位位于锻炼者后方。

2. 保持膝关节伸直,向上抬起上方的腿约12英寸(约30厘米)。

3. 搭档将手放置于锻炼者上方腿的膝关节和脚踝,施加向下的阻力。锻炼者需尽可能地对抗阻力。

4. 当两腿接触时就重新抬起上方的腿,重复进行。

锻炼的肌肉

主要肌肉: 臀中肌、臀小肌。

次要肌肉: 阔筋膜张肌。

预防要点

就像之前提过的,强化髋外展肌的肌力(尤其是离心收缩的能力),不但可以增强肌力和提升功能表现,还可以减少膝关节损伤的风险(Stearns-Reider et al., 2021),这点对于那些参加跑步或者运动过程中需要单腿减速的运动员来说尤为重要。跑者在足着地时髋关节会发生内收,此时髋外展肌进行离心收缩来降低髋内收的程度并减小膝外翻动作的幅度。而且,髋内收也是越野跑的跑者会有髂胫束摩擦综合征的原因。因此,这种能使髋外展肌进行离心收缩来降低髋内收程度的动作可以减少发生髂胫束摩擦综合征的风险。

任何一个会进行单腿着地动作的运动员都可以从这个动作中获益，如芭蕾舞者。当芭蕾舞者进行大跳时，他必须稳定承重的那一侧下肢。对于越野跑的跑者来说，髋外展肌通过离心收缩来提供跑步时的稳定性。对于芭蕾舞者来说发生髋关节损伤是非常常见的，强化髋外展肌的肌力（这个动作的目的）可以减少发生这些损伤的风险。

变式

闭链离心髋关节外展

另一种锻炼髋外展肌离心收缩的方法是采用闭链运动。右脚踩在台阶上，左脚悬空，右侧膝关节伸直，降低左侧髋关节使左脚点地，然后再尽可能地抬高左侧髋关节。做这个动作时，主要靠髋部发力，而不是脊柱。这个动作锻炼的是站在台阶上的腿的髋外展肌，拿这个例子来说，就是右侧的髋外展肌。

抗阻侧迈步

比较流行的锻炼髋外展肌的方式是抗阻侧迈步，有时也被称作"怪兽步"。做这个动作时，取站立位，并用弹力带绑住两侧的脚踝，足微微内旋，伸直膝关节，先右脚向右迈步，再左脚向左迈步，动作过程中弹力带始终保持一定的张力。如此重复一定的次数（如30步），然后回到起始位，再从先迈左脚开始。

髋关节外侧

长凳臀桥（臀冲）

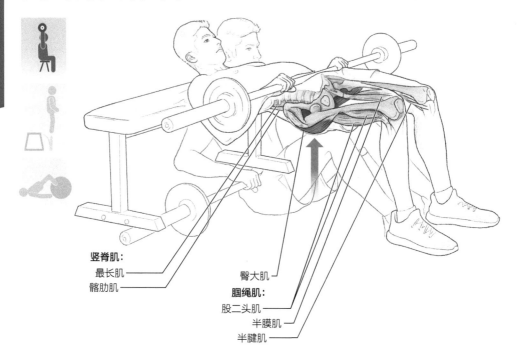

竖脊肌：
最长肌
髂肋肌

臀大肌
腘绳肌：
股二头肌
半膜肌
半腱肌

动作指导

1. 坐在长凳上，双脚着地，双手握紧杠铃，将杠铃置于腰部。

2. 保持这个姿势，慢慢向前挪步，直到只有肩胛骨触碰长凳，此时双脚依旧保持着地。

3. 向上挺身，使膝关节、髋关节和肩关节位于一条直线上。

4. 保持肩胛骨不动，通过屈髋使髋关节靠近地面。

5. 再次抬高髋关节到起始位。

锻炼的肌肉

主要肌肉：臀大肌。

次要肌肉：腘绳肌（半腱肌、半膜肌、股二头肌）、竖脊肌（髂肋肌、最长肌、棘肌）。

预防要点

　　强化伸髋肌群可以为参加体育活动做准备，同时，也可以为髋关节和膝关节提供稳定性。臀大肌可以在伸髋时稳定膝关节的原因是臀大肌可以外旋髋关节，而且，臀大肌止于髂胫束。另外，当臀大肌产生伸髋动作时，就不需要过多地依靠腘绳肌来辅助这个动作的完成。由于我们已经证实了在进行冲刺时激活腘绳肌会导致腘绳肌的损伤，所以，增强臀肌的肌力可以减少短跑运动员损伤的风险。

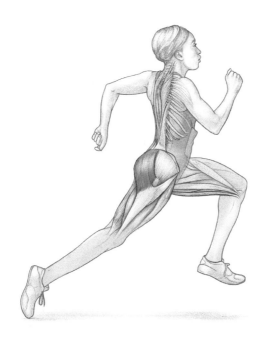

变式

单腿长凳臀桥

　　标准臀冲的常见进阶方式是只用一条腿触地进行臀冲。进行这一变式的方法很简单，只要在标准姿势的基础上向上抬起一条腿就行了。这一变式会让臀冲更困难，因为在单腿臀冲的过程中，触地的那一条腿需要进行肌肉收缩来产生动作，同时需要控制动作。当然，也可以像其他运动进阶时那样，通过在做标准臀冲时在身上放置壶铃、实心球等方式来实现动作的进阶。

弓步前行

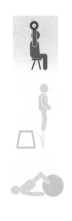

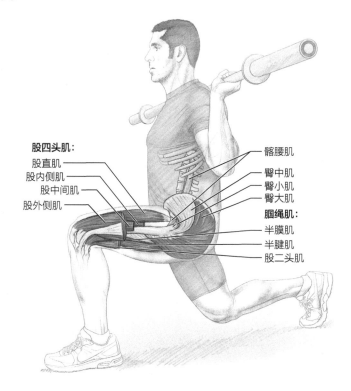

股四头肌：
股直肌
股内侧肌
股中间肌
股外侧肌

髂腰肌
臀中肌
臀小肌
臀大肌
腘绳肌：
半膜肌
半腱肌
股二头肌

动作指导

1. 站立位，双手握紧杠铃，将杠铃穿过肩膀置于头后，向前迈一大步，动作过程中保持躯干挺直。

2. 前脚全脚掌着地，脚尖朝前，后膝微微弯曲。

3. 一旦身体保持住了平衡，且重心在两脚之间平衡分布，就可以慢慢弯曲两侧膝关节来降低身体高度。过程中前腿的膝盖需与前脚的第二和第三足趾位于一条直线上，且前脚依旧保持全脚掌着地。

4. 持续弯曲后膝直至后膝距离地面1~2英寸（3~5厘米）。此时，前腿差不多屈膝90°，且小腿几乎与地面垂直（实际在做弓步前行时，下蹲的深度与髋关节的灵活性有直接关系）。

5. 将重心保持在前后两腿之间。

6. 将重心向前腿转移，并通过前腿用力伸膝伸髋来回到起始位，过程中依旧保持躯干挺直。

锻炼的肌肉

主要肌肉：臀大肌、腘绳肌（半腱肌、半膜肌、股二头肌）、股四头肌（股直肌、股外侧肌、股内侧肌、股中间肌）。

次要肌肉：髂腰肌、臀中肌、臀小肌。

预防要点

弓步前行的好处有很多，除了可以增强目标肌群的肌力，也可以保持良好的下肢（主要是膝关节）力线位置。弓步前行对于那些需要急停并变向的运动员来说尤为重要，如足球运动员。当橄榄球的攻击手靠近对手时，常常需要以一条腿为支点，并通过支撑腿发力，然后变向。这种快速的减速动作是很可能导致损伤的，所以，如果在训练时加强单侧下肢肌力，就可以使这个动作相对安全地进行。弓步前行是刚开始进行这类训练的较好选择。

变式

侧弓步

做这个变式的方法和步骤与弓步前行一致，只是方向由向前变成向侧面。握紧杠铃，将杠铃穿过肩膀后置于头后，然后左腿向左侧迈一大步，双脚脚尖始终朝向前方，通过屈左膝降低身体至合适高度。保持良好的下肢力线（膝关节与第二、第三趾位于一条直线上）。右膝在左腿侧迈步时保持伸直。左腿用力伸膝伸髋以回到起始位。

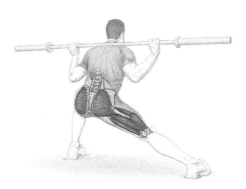

分腿蹲跳

竖脊肌：
最长肌
棘肌
髂肋肌

腹直肌
腹外斜肌
腹内斜肌
髋外展肌

臀大肌

腘绳肌：
股二头肌
半腱肌
半膜肌
长收肌
大收肌

股直肌
股外侧肌
股内侧肌

起始位

终止位

动作指导

1. 将双腿前后分开站立，一条腿位于身前，一条腿位于身后。屈膝下蹲，两侧的膝关节都应位于屈曲90°的位置。

2. 前腿的膝关节需保持良好的力线，稍微再蹲下一点后立即用力跳起，过程中可以用双上臂辅助。

3. 着地时须保持与开始时相同的姿势，并马上重复进行跳跃。注意保持良好的膝关节力线，并保证每一下都跳到最高高度。

锻炼的肌肉

主要肌肉：臀大肌、腘绳肌（半腱肌、半膜肌、股二头肌）、股四头肌（股直肌、股外侧肌、股内侧肌、股中间肌）。

次要肌肉：髋外展肌、髋内收肌（长收肌、大收肌、短收肌）、竖脊肌（髂肋肌、最长肌、棘肌）、腹直肌、腹内外斜肌、腹横肌。

预防要点

分腿蹲跳是一项非常好的能同时锻炼爆发力和改善膝关节力线的动作，另外它也属于快速伸缩复合训练。动作中位于身前的腿可以很好地锻炼到膝关节的力线，而跳跃则可以加强涉及的各种肌肉的肌力，尤其是两侧髋关节的前群和后群肌。

- 前群肌。大腿前群肌在分腿蹲跳过程中承担了诸多职责：在蹲位的时候大腿前侧会被拉伸，并在跳跃过程中起到辅助作用。另外，在着地时，位于身后的腿会进行快速的离心收缩，这一点和许多运动需要的动作很相似。

- 后群肌。进行分腿蹲跳时，位于身前的腿承担了整个动作过程中大部分的职责。另外，在蹲位时，位于髋关节后侧会被最大限度地拉伸，发生拉伸的肌肉随后会负责让运动员跳到空中。并且和前群肌一样，后群肌在着地时也会产生快速的离心收缩。

短跑运动员和足球运动员就是典型的会需要屈髋肌进行这种快速离心收缩后立即向心收缩的例子。分腿蹲跳有助于重复进行这一快速动作。

变式

轮替分腿蹲跳

轮替分腿蹲跳和分腿蹲跳十分类似，它们的起式相同，不同的是，在这一变式中当锻炼者跳到空中时需快速交换前后腿的位置，于是在着地时前后腿的位置相对起始位发生了互换。和标准分腿蹲跳一样，由于在冲刺、长传和射门时都需要屈髋肌从快速离心收缩向向心收缩过渡，短跑运动员和足球运动员可以从这一变式中获益良多。

101

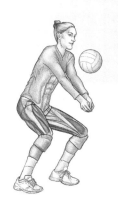

大腿

尽管大腿并不属于任何一种正式的关节，但其作为位于髋关节和膝关节之间的结构有其特有的功能，也经常发生损伤，因此有必要将大腿单独列出来讲解（图7.1）。大腿处发生的损伤大部分是软组织损伤，尤其是肌肉组织。大腿的骨组织（股骨）和神经也会发生损伤，但相对于大腿处的其他结构来说，发生损伤的概率就小得多了。

大腿处的肌肉可以分成3个部分：前群、后群和内侧群。但此处的肌肉与髋关节和膝关节处的肌肉重叠较多，所以这些肌肉有在第6章和第8章中被提到。

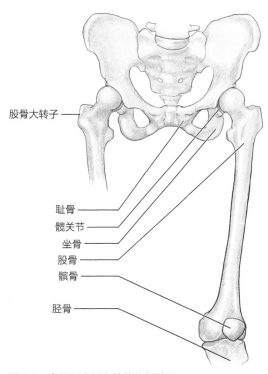

股骨大转子

耻骨
髋关节
坐骨
股骨
髌骨

胫骨

图7.1 大腿和小腿上端的解剖结构

大腿前侧

就像在第6章中提及的那样，大腿前侧有一块很大的肌群（股四头肌）以及4块其他肌肉（腰大肌、髂肌、阔筋膜张肌和缝匠肌）（图7.2）。正如其名，股四头肌有4块肌肉：

股直肌、股外侧肌、股内侧肌和股中间肌。这4块肌肉在走行过程中会汇聚到一起，然后通过髌韧带经过髌骨，最终止于胫骨粗隆。

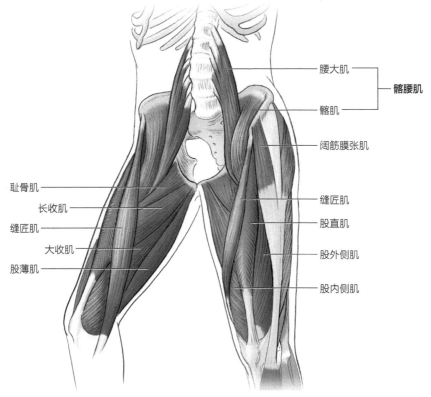

腰大肌

髂肌

髂腰肌

阔筋膜张肌

耻骨肌

长收肌

缝匠肌

大收肌

股薄肌

缝匠肌

股直肌

股外侧肌

股内侧肌

图7.2　大腿前群肌

- 股直肌。股直肌起自髂前下棘，与其他股四头肌一起使膝关节伸直。由于股直肌的起点在髋关节的近端并且穿过髋关节，所以股直肌可以辅助髂腰肌一起稳定髋关节和屈髋动作。股直肌是唯一一块参与髋关节动作的大肌肉，并且是唯一一块在股骨上没有附着点的肌肉。

- 股外侧肌。股外侧肌起自股骨外侧，即股骨大转子和股骨粗线的外缘。股外侧肌与其他股四头肌一起使膝关节伸直。

- 股内侧肌。股内侧肌也起自股骨，并且，正如其名，其起自股骨的内侧，也就是股骨的转子间线和股骨粗线的内缘。股内侧肌与其他股四头肌一起使膝关节伸直。

- 股中间肌。股中间肌位于股内侧肌和股外侧肌的中间，起自股骨的前外侧面。股中间肌与其他股四头肌一起使膝关节伸直。

这4块肌肉汇聚后形成股四头肌肌腱，附着于髌骨基底部，然后包绕整个髌骨，最终止于胫骨粗隆。尽管作为连接髌骨和胫骨的结构，我们将髌韧带称作"韧带"（因为它连接了两块骨），但通常我们还是将其当作肌腱。另外，从功能上讲，韧带的功能是稳定关节，而肌腱可以拉动骨组织，产生动作。由于股四头肌拉动胫骨粗隆产生伸膝动作，所以它发挥的是肌腱的功能，而不是韧带的稳定功能。

如前所述，大腿处会发生骨和神经的损伤，但是在大腿前侧发生的损伤大部分都是肌肉损伤。股四头肌的主要功能有两个：减速和加速。这两个功能需要肌肉分别进行快速的离心收缩和向心收缩。

股四头肌拉伤

股四头肌拉伤常常是股四头肌的一个或多个头的急性撕裂导致的，在像足球和篮球这种需要反复冲刺、快速变向和频繁减速的体育运动中很常见。尽管股四头肌有4块，但这里只讲股外侧肌、股内侧肌和股中间肌，股直肌的部分会在下一个板块中提及。股四头肌拉伤和另外两种损伤类似，但需要进行鉴别诊断。

- 肌肉痉挛。肌肉痉挛是发生在肌腹的肌肉微痉挛。
- 肌肉挫伤。肌肉挫伤是股四头肌被直接撞击或者受到外伤后导致的深部的瘀伤。

尽管大部分的股四头肌拉伤是急性损伤，但过劳导致的股四头肌拉伤也时常发生。急性损伤常常是由冲刺、射门和变向这种快速动作产生的，而过劳性损伤常常是股四头肌在诸如跑步、下坡等动作中，进行反复的离心运动造成的。

股直肌拉伤

股直肌拉伤是指股直肌的肌纤维撕裂。由于股直肌特殊的跨关节分布（股直肌附着在髂前下棘处，此处位于髋关节上方；也附着于胫骨粗隆处，此处位于膝关节下方），股直肌拉伤的损伤机制与股四头肌拉伤和屈髋肌拉伤的机制相类似，也就是说，股直肌拉伤常发生在膝关节屈曲且髋关节后伸时。进行冲刺和射门动作的运动员相对其他运动员来说，股四头肌更容易损伤。

大腿内侧

大腿内侧由5块具有相似功能的肌肉组成，这些肌肉的主要功能是内收髋关节，并在站立时稳定躯干。闭孔外肌是第6块大腿内侧肌肉，但其内容已在第6章中阐述。

- 耻骨肌。这块肌肉起自耻骨的耻骨肌线、耻骨结节外侧，止于股骨的耻骨肌线。耻骨肌内收髋关节并辅助屈髋。

- 长收肌。长收肌是最靠近前侧的内收肌，起自耻骨体，位于耻骨肌的下方，止于股骨粗线中部1/3，功能是内收髋关节。

- 短收肌。短收肌位于耻骨肌和长收肌的深面，大收肌的前面。短收肌起自耻骨体和耻骨下支，止于耻骨线和股骨粗线近端。短收肌的主要功能是内收髋关节和辅助屈髋。

- 大收肌。作为最大的髋内收肌，大收肌由两个部分组成：内收肌部分和腘绳肌部分。大收肌的内收肌部分起自耻骨下支和坐骨支，腘绳肌部分起自坐骨结节。内收肌部分止于臀肌粗隆、粗线和股骨髁上线，腘绳肌部分止于股骨内收肌结节。大收肌的功能是内收髋关节，另外，内收肌部分可以屈髋，腘绳肌部分可以伸髋。

- 股薄肌。股薄肌是内收肌群里最浅表的肌肉，所以也是最靠近大腿内侧的肌肉。股薄肌起自耻骨体和耻骨下支，止于胫骨内侧面的上部，与缝匠肌和半腱肌一同走行，在胫骨处构成一个扇形结构，称作鹅足（Pes Anserinus，这个命名方式是因为它的外形看起来像鹅的脚，pes指脚，anserinus指鹅）。股薄肌可以内收髋关节，并且由于它也穿过了膝关节，所以可以辅助屈膝。在所有的髋内收肌中，股薄肌能募集的力量是最少的，所以，将股薄肌从身体中移除不会造成明显的功能丢失，外科医生也常将股薄肌取下，当成移植体来修复损伤的肌肉或者重建其他结构，如前交叉韧带。

和腘绳肌一样，内收肌群在体育运动中有举足轻重的地位。由于内收肌可以同时起到稳定和辅助变向的作用，内收肌损伤的风险也就相应升高了。

内收肌拉伤

内收肌拉伤也被通俗地称为腹股沟拉伤，当出现内收肌拉伤时，按压内收肌肌腱和内收肌在耻骨处的附着点会引发疼痛。比较特别的是，这一损伤也可能导致抗阻内收时产生疼痛。这一损伤常见于需要转体、冲刺、射门或变向的体育运动，如冰球、足球和橄榄球。

大腿后侧

大腿后侧有3块大肌肉，统称为腘绳肌，分别是半腱肌、半膜肌和股二头肌（图7.3）。

腘绳肌的3个部分共同起自坐骨结节，并横跨髋关节和膝关节。正因如此，腘绳肌收缩可以活动两个关节（但不同时）。

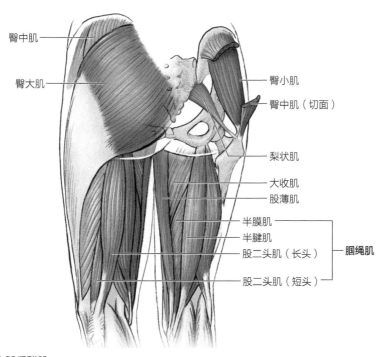

图7.3 大腿后群肌

- 半腱肌。半腱肌起自胫骨内侧面的上部，也就是鹅足处。半腱肌可以伸髋并屈膝。半腱肌位于股二头肌的内侧并与之一同走行，并且相对其他大腿后侧的肌群，半腱肌更靠近体表。

- 半膜肌。半膜肌位于半腱肌和股二头肌的深面，并且和半腱肌一样，位于大腿后面的内侧。半膜肌止于胫骨内侧髁，并且和半腱肌一样可以伸髋、屈膝。

- 股二头肌。尽管股二头肌的主要功能和半腱肌、半膜肌一样，但结构上股二头肌和这两块肌肉不同，股二头肌有两个头，并且两个头止于两个不同的位置。股二头肌长头和腘绳肌的其他肌肉一起起自坐骨结节，短头起自股骨粗线外侧和股骨外侧髁上线。股二头肌的两个头都止于腓骨头的外侧。与半腱肌一样，股二头肌长头相对于其他大腿后群肌更靠近体表，股二头肌短头位于股二头肌长头和半腱肌的深面，股二头肌的两个头都位于半腱肌的外侧。

腘绳肌的解剖特性和肌肉功能注定了腘绳肌容易发生损伤。作为跨两个关节的肌

107

肉，腘绳肌需要同时活动髋关节和膝关节。这就导致腘绳肌在募集力量时会发生主动不足和被动不足的情况，也就是说腘绳肌在主动收缩过程中会变得过短而在被动拉伸过程中又会过长。除了骨的附着点，腘绳肌在高速奔跑时也扮演不同的角色。腘绳肌必须通过离心收缩减弱下肢前进的动力，然后马上募集向心收缩力来快速地活动下肢。如果没有接受适当的训练，这种特殊的结构和功能就可能导致损伤的发生。

腘绳肌拉伤

腘绳肌拉伤在美式橄榄球、足球、英式橄榄球和短跑等运动中是常见的非接触型损伤（Brooks et al., 2006; Drezner et al., 2005; Ekstrand et al., 2010; Feeley et al., 2008）。和其他类型的肌肉拉伤一样，根据撕裂程度不同，腘绳肌拉伤可以分为Ⅰ级、Ⅱ级和Ⅲ级。在腘绳肌的3个部分中，股二头肌是最常发生损伤的部分，尤其是在肌肉、肌腱交界处以及肌纤维处。腘绳肌拉伤的原因很复杂，并且和许多其他损伤一样，腘绳肌拉伤的病因是多因素的。在之前提过的运动中，腘绳肌损伤率在所有损伤中占10%~26%（Drezner et al., 2005）。另外，腘绳肌拉伤的复发率相对发病率来说更高，高达32%（Heiser et al., 1984）。导致腘绳肌损伤的风险因素有很多，但常见的还是老龄、腘绳肌损伤史、前交叉韧带损伤史以及小腿肌肉拉伤史（Green et al., 2020）。腘绳肌肌力的减少也会增加腘绳肌损伤的风险（Freckleton et al., 2014; Goossens et al., 2015; Schuermans et al., 2016）。另外，令人意外的是，现在几乎没有研究证据支持腘绳肌柔韧性的下降是腘绳肌拉伤的致病风险因素（Green et al., 2020）。

一般来说，减少腘绳肌损伤的措施集中在几个方面，如提升肌力、柔韧性和肌耐力。近年来，腘绳肌损伤预防研究的焦点已转向离心收缩训练（van Dyk et al., 2019），在肌纤维被拉长的情况下进行的力量训练（Marušič, 2020），同时激活髋关节和膝关节的动作训练（Bourne et al., 2017）以及短跑训练（Higashihara et al., 2018; Mendiguchia et al., 2020）。为了有效地减少腘绳肌损伤的风险，建议将上述方法结合使用，并且本章中给出了例子。

损伤预防项目——短跑

最近,短跑作为减少损伤风险的项目已经经过考证了(Prince et al., 2021)。短跑在很多运动中都是关键的部分,并且为了达到最好的运动表现,就需要极大程度地依赖腘绳肌的功能。换句话说,短跑速度越快,跑步时来自地面的反作用力就越大。而腘绳肌(尤其是股二头肌)在对抗地面的反作用力时起极大的作用。短跑时也需要在下肢摆动阶段积极激活腘绳肌,并且脚接触地面的前一刻也要有力地激活腘绳肌以降低快速向前运动的下肢的速度。这种向心收缩(在下肢摆动阶段推进身体)和离心收缩(降低下肢运动速度)相结合的力是十分独到的,并且如果没有恰当的训练,运动员甚至没有这种类型的肌肉运动能力。对于股二头肌的研究,其中一个研究领域就是股二头肌的长度。股二头肌的长度很重要,因为现在已经发现股二头肌的长度与短跑运动表现相关(Kumagai et al., 2000),并且可以减少损伤风险。北欧腘绳肌屈曲和短跑都可以增加股二头肌的长度,但短跑增加股二头肌长度的效率相对一般。肌束长度的变化及其在损伤预防中的重要性可能是由于通过增加连续肌节(Proske and Morgan, 2001)以及增加了肌腱硬度从而改善了腘绳肌的力-长度关系。因此,将短跑加入损伤预防计划中是非常重要的(Morin, 2015)。

深蹲

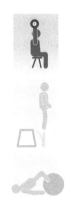

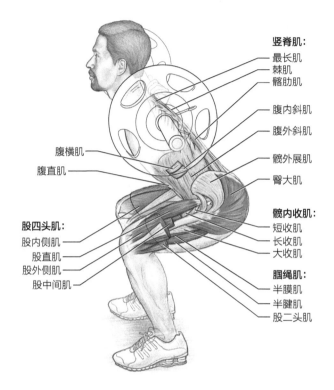

竖脊肌：
最长肌
棘肌
髂肋肌

腹内斜肌

腹外斜肌

髋外展肌

臀大肌

髋内收肌：
短收肌
长收肌
大收肌

腘绳肌：
半膜肌
半腱肌
股二头肌

腹横肌
腹直肌

股四头肌：
股内侧肌
股直肌
股外侧肌
股中间肌

动作指导

1. 站在杠铃架下方，双手握紧杠铃，前臂旋前。

2. 胸腔上挺且外扩，手肘向上抬，将杠铃置于后背。

3. 通过伸髋伸膝将杠铃从杠铃架上抬下来，并向后退1~2步，通过保持手肘抬高将杠铃固定于肩部。

4. 双脚与肩同宽，或略宽于肩（足趾微微朝向外侧）。

5. 髋关节和膝关节缓慢弯曲，并保持躯干与地面的夹角不变。

6. 注意：保持后背挺直，手肘抬高，胸腔上挺且外扩；保持足跟不离地，两侧膝关节与各自一侧的第二和第三足趾对齐。

7. 继续屈髋屈膝，直到大腿与地面平行。

8. 伸髋伸膝，并且依旧保持躯干与地面的夹角不变。

9. *注意：继续保持后背挺直，手肘抬高，胸腔上挺且外扩；保持足跟不离地，两侧膝关节与各自一侧的第二和第三足趾对齐。*

10. *继续伸髋伸膝，直到回到起始位。*

11. *完成一组动作后，向前走两步并将杠铃放回杠铃架。*

锻炼的肌肉

主要肌肉：臀大肌、腘绳肌（半腱肌、半膜肌、股二头肌）、股四头肌（股直肌、股外侧肌、股内侧肌、股中间肌）。

次要肌肉：髋外展肌、髋内收肌（长收肌、大收肌、短收肌）、竖脊肌（髂肋肌、最长肌、棘肌）、腹直肌、腹内外斜肌、腹横肌。

预防要点

为了正确地做出深蹲，需要调动所有的大腿肌肉，并且需要恰当的躯干和下肢的力线。深蹲时力线的不恰当会导致包括膝关节损伤在内的许多损伤（见第8章）。

因为深蹲需要很多肌肉参与，并且有助于减速运动、跳跃运动和改善下肢力线，所以深蹲可以应用到几乎所有需要用到下肢的体育运动中。排球运动就是典型的可以从深蹲中获益良多的运动，因为在比赛过程中，各个位置上的排球运动员站在地上时都需要采用蹲姿。

• 从跳跃姿势着地时，副攻手也应该进行下蹲，即使只是微微蹲下。

• 跳起击球后着地时，主攻手需要通过屈膝下蹲来吸收着地时来自地面的反作用力。

• 防守人员需要采用半蹲或蹲下1/3的姿势来准备接球。

• 二传需要在跳起二传时蹲下并跳跃。

111

变式

斜板深蹲

斜板深蹲相对于标准深蹲可以更好地激活股四头肌（和其他肌肉）（Kongsgaard et al., 2006）。详细来说，就是斜板深蹲过程中产生的更多的离心收缩力可以增加相关肌肉的肌力，尤其是那些参与减速运动的肌肉的肌力。进行斜板深蹲时，站在靠近斜板底部的位置，此时双脚朝前，足跟位于斜板的顶端。做斜板深蹲时，一般不需要负重，但是随着训练进程的推移可酌情增加负荷。在蹲到最深处时，膝关节应该超过足趾。必要时，采取足跟和后背靠着墙的姿势做斜板深蹲可以保证动作的准确性。

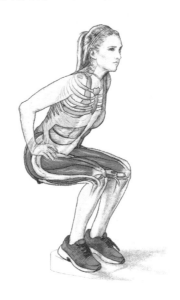

单腿深蹲

单腿深蹲和标准深蹲的方式一样，只是在单腿深蹲时只用一条腿支撑和发力。单腿深蹲也有多个变式，包括手枪式深蹲、保加利亚分腿蹲和滑步式深蹲。这几个单腿深蹲的变式会在第8章中详细阐述。

单腿蹬跃

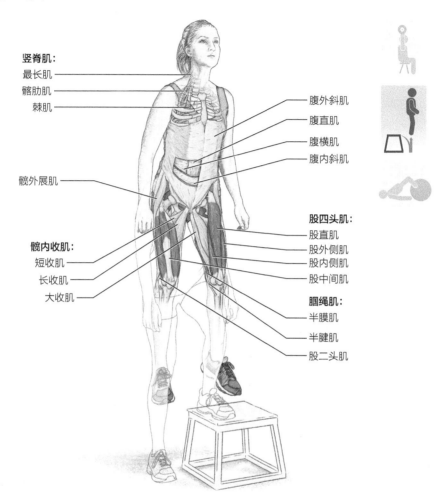

竖脊肌：
最长肌
髂肋肌
棘肌

腹外斜肌
腹直肌
腹横肌
腹内斜肌

髋外展肌

股四头肌：
股直肌
股外侧肌
股内侧肌
股中间肌

髋内收肌：
短收肌
长收肌
大收肌

腘绳肌：
半膜肌
半腱肌
股二头肌

大腿整体

动作指导

1. 站在跳箱的旁边，一只脚踩地，一只脚踩跳箱。

2. 用跳箱上的腿发力进行蹬跃，注意动作过程中膝关节的力线。

3. 着地时用相同的脚踩地和踩跳箱，踩跳箱的脚应该只比踩地的脚快一点碰到接触面。

4. 马上重复进行蹬跃。

5. 注意：训练的强度可以通过增加跳箱的高度来增加。开始时可以使用6英寸（约15厘米）高的跳箱，之后可以使用18英寸（约46厘米）高的跳箱。跳箱高度需要根据训练强度和运动员的身高来调节，越高的运动员就需要越高的跳箱。

锻炼的肌肉

主要肌肉：臀大肌、腘绳肌（半腱肌、半膜肌、股二头肌）、股四头肌（股直肌、股外侧肌、股内侧肌、股中间肌）。

次要肌肉：髋外展肌、髋内收肌（长收肌、大收肌、短收肌）、竖脊肌（髂肋肌、最长肌、棘肌）、腹直肌、腹内外斜肌、腹横肌。

预防要点

这个动作的重点是强化单腿跳跃和着地时的下肢力线。因为这个动作的起始位是在屈髋屈膝的姿势下，所以在做这种跳跃时，相比一般的直接平地起跳，参与跳跃的肌肉会被拉伸得更长。单腿蹬跃相对于其他标准的快速伸缩复合训练能产生更强的肌肉活动，因为这个动作的缓冲阶段要比连续跳跃或反向跳跃来得长。连续跳跃也有助于模拟常见体育运动涉及的动作。单腿蹬跃适用于所有需要进行单腿跳跃和单腿着地的运动，如花样滑冰。尽管运动平面不同，但花样滑冰所有跳跃动作中髋关节和膝关节的运动都同单腿蹬跃类似，所以这个动作对花样滑冰运动员强化力量和力线都很有好处。

变式

前向单腿蹬跃

除了可以通过改变跳箱的高度来改变动作的难度，还可以通过改变跳箱的位置来改变动作的锻炼（激活）重点，比如，由站在跳箱侧面改为正对跳箱。尽管在这个位置下依旧会激活股四头肌，但这一变式相对于标准的单腿蹬跃可以更多地激活腘绳肌和臀肌，所以这个变式对腘绳肌损伤的预防有用。

反向长凳臀桥

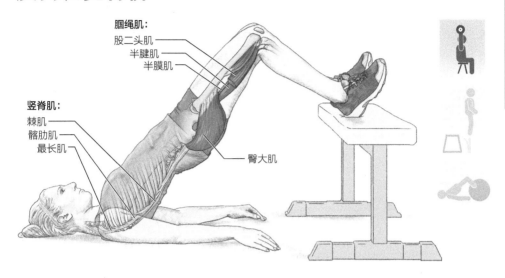

胭绳肌：
股二头肌
半腱肌
半膜肌

竖脊肌：
棘肌
髂肋肌
最长肌

臀大肌

动作指导

1. 准备一条长凳，取仰卧位，身体与长凳垂直，双膝伸直，双下肢平行放置，双脚需靠近长凳。

2. 保持髋关节贴地，双膝屈曲90°，然后将足跟置于长凳上。

3. 保持上身不动，然后伸髋，直到膝关节、髋关节和肩关节位于一条直线上。

4. 降低髋的高度，回到起始位。

锻炼的肌肉

主要肌肉：胭绳肌（半腱肌、半膜肌、股二头肌）、臀大肌。

次要肌肉：竖脊肌（髂肋肌、最长肌、棘肌）。

预防要点

由于胭绳肌同时在髋关节和膝关节处发挥作用，所以大部分的动作都会明确指出锻炼的重点。反向长凳臀桥着重训练胭绳肌在髋关节处的功能，也就是伸髋功能。反向长凳臀桥可以同时改善胭绳肌和臀大肌伸髋的功能，也可以提高胭绳肌在坐骨结节的附着点的强度。

通过这种方式训练腘绳肌可以让诸多类型的运动员受益。比如说，短跑运动员仰赖于腘绳肌来增加跑步的速度。本章中的所有动作都可以让短跑运动员获益，但这个动作尤其有效，因为这个动作同时训练了臀大肌和腘绳肌。尽管目前还没有明确的证据表明臀大肌的功能异常会导致腘绳肌拉伤，但是对于短跑运动员来说，可以同时锻炼臀大肌和腘绳肌的动作是有益的。

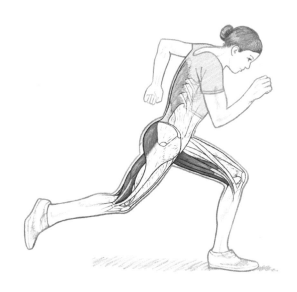

变式

快速伸缩复合反向长凳臀桥

这一变式的准备姿势与标准反向长凳臀桥一样，但在动作过程中，这一变式需要双脚离凳。着地时双脚需要落在长凳上，缓慢降低髋部。然后立即重复动作。

北欧腘绳肌屈曲

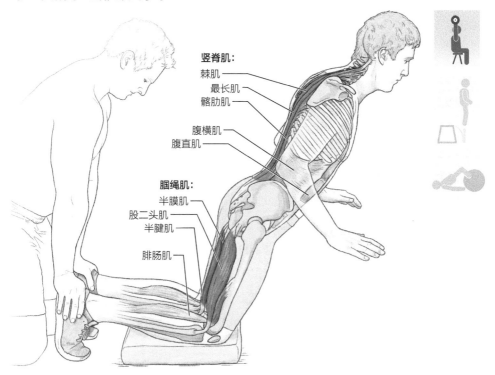

竖脊肌：
棘肌
最长肌
髂肋肌

腹横肌
腹直肌

腘绳肌：
半膜肌
股二头肌
半腱肌

腓肠肌

动作指导

1. 双膝置于垫子上（如泡沫垫），双膝屈曲90°，膝关节、髋关节、肩关节位于一条
直线上。

2. 搭档抓住锻炼者的足跟，并压住其双脚。

3. 慢慢地伸直膝关节，使躯干向前贴近地面，过程中需保持膝关节、髋关节和肩关
节在一条直线上。

4. 注意：如果不能控制躯干靠近地面的动作，那就直接倒地，用双手支撑身体。

5. 当躯干与地面贴合，就重新抬起身体，回到起始位，过程中依旧需保持膝关节、
髋关节和肩关节在一条直线上。

6. 注意：如果不能直接回到起始位，就用双手辅助，将身体推离地面以回到起始位。

117

锻炼的肌肉

主要肌肉：竖脊肌（髂肋肌、最长肌、棘肌）、腘绳肌（半腱肌、半膜肌、股二头肌）。

次要肌肉：腓肠肌、腹横肌、腹直肌。

预防要点

北欧腘绳肌屈曲在降低躯干时会使腘绳肌产生很强的离心收缩，这可以增强腘绳肌的肌力并减少腘绳肌拉伤的风险。需要注意的是，通过做这个动作，腘绳肌的损伤率最高可以减少70%（Al Attar et al., 2017; van der Horst et al., 2014; van Dyk et al., 2019）。很少有一个单一的动作可以如此大幅度地降低损伤的风险。

和本章中罗列的其他动作一样，北欧腘绳肌屈曲可以造福在比赛或训练时经常进行冲刺的运动员。尽管人们习惯性地觉得棒球运动不是一个会频繁导致腘绳肌损伤的运动，但其实棒球运动员腘绳肌的损伤率自2011年起就在不断上升（Okoroha et al., 2019）。常见的损伤发生于棒球运动中跑垒时，尤其是在跑一垒时。通过将北欧腘绳肌屈曲这个动作加入训练内容中，腘绳肌损伤的风险就会下降。

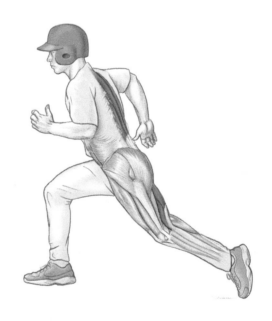

变式

臀式北欧屈曲

　　臀式北欧屈曲的动作和标准北欧腘绳肌屈曲是十分相似的，但是，做臀式北欧屈曲时，抬高和降低躯干的发力点不在膝关节，而在髋关节。起始位和标准北欧腘绳肌屈曲相同，然后通过屈髋动作来降低躯干高度，最后通过伸髋来回到起始位。这个变式除了需要腘绳肌发力以外，还需要臀大肌发力。

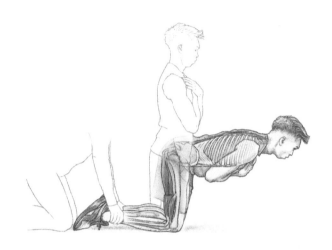

半程北欧屈曲

　　半程北欧屈曲的动作也和标准北欧腘绳肌屈曲一样。但半程北欧屈曲的起始位是膝关节、髋关节贴住地面（就像北欧腘绳肌屈曲的终止位一样）。通过屈髋屈膝来抬高身体，抬至髋关节与膝关节都处于90°屈曲状态，保持髋关节角度不变，然后屈膝（Oliver and Dougherty, 2009）。最后，回到起始位。

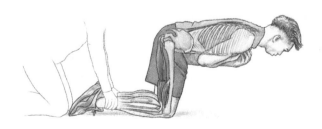

罗马尼亚硬拉

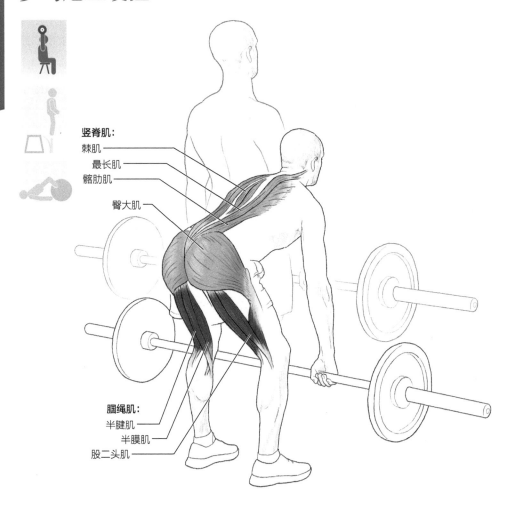

竖脊肌：
棘肌
最长肌
髂肋肌

臀大肌

腘绳肌：
半腱肌
半膜肌
股二头肌

动作指导

1. 双手紧握杠铃，前臂旋前。

2. 将杠铃从地上拉起，然后屈膝约30°。动作的整个过程中都需要保持这个姿势。

3. 注意：每一次的动作都以这个体位为起始位。

4. 屈髋时将髋关节向后移动，躯干向前移动，并保持杠铃始终贴近大腿前侧。

5. 保持膝关节屈曲约30°，并保持躯干用力挺直在中立位，降低躯干高度直到感受到大腿后侧（腘绳肌）出现拉伸感。

6. 伸髋以抬高躯干至起始位。

7. 注意：过程中需保持屈膝约30°和躯干挺直位于中立位。

锻炼的肌肉

主要肌肉：腘绳肌（半腱肌、半膜肌、股二头肌）。

次要肌肉：臀大肌、竖脊肌（髂肋肌、最长肌、棘肌）。

预防要点

跟北欧腘绳肌屈曲一样，罗马尼亚硬拉（RDL）在降低躯干时会使腘绳肌产生很强的离心收缩。但是，RDL高度模拟了冲刺时的下肢动作，这有利于通过模拟实际运动的方式增强腘绳肌的肌力。另外，动作过程中会产生髋关节的拉伸，所以此动作有助于在拉长肌肉的情况下增强腘绳肌的肌力。

尽管冲刺是腘绳肌损伤的主要机制，但长时间的跑步（如足球比赛、长跑）也会导致腘绳肌拉伤（Jones et al., 2015）。尽管腘绳肌拉伤会被拉伸动作（在下肢摆动阶段末期向支撑阶段早期过渡时）诱发，但是足接触地面后伴随的髋关节后伸也是腘绳肌拉伤的原因之一，而耐力型运动员每次训练时会做这个动作20 000次以上，发生腘绳肌拉伤的概率也就随之提高了。通过将RDL或其他可以同时模拟拉伸腘绳肌和支撑阶段早期的动作加入训练内容中，进行长距离跑动时损伤的风险就会减少。

变式

单腿罗马尼亚硬拉

单腿罗马尼亚硬拉和标准罗马尼亚硬拉的动作一样，但做的时候用单腿支撑并发力。这一变式可以帮助运动员提升平衡能力，而且其更像实际运动时的动作，因为实际运动时大部分的动作都是单腿发力的。

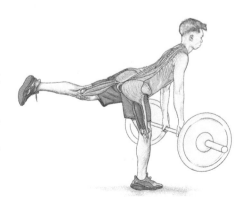

派克跳跃

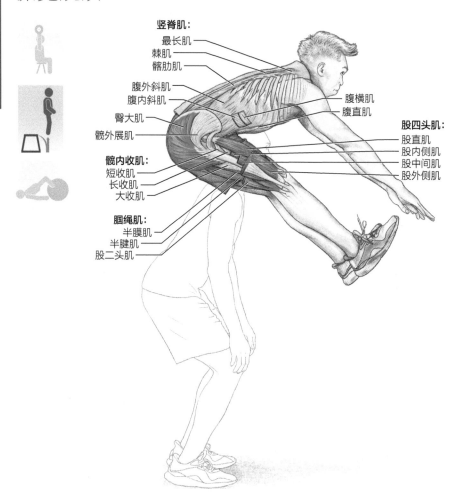

竖脊肌：
最长肌
棘肌
髂肋肌
腹外斜肌
腹内斜肌
臀大肌
髋外展肌
髋内收肌：
短收肌
长收肌
大收肌
腘绳肌：
半膜肌
半腱肌
股二头肌

腹横肌
腹直肌

股四头肌：
股直肌
股内侧肌
股中间肌
股外侧肌

动作指导

1. 站立位，双脚与肩同宽或与髋同宽。

2. 保持膝关节处于合适的力线位置，微微屈膝，然后跳起。

3. 跳起后，保持两侧膝关节伸直并抬起双腿（进入派克体式），用双手去触碰脚尖。

4. 双脚着地，并立即重复进行跳跃。

锻炼的肌肉

主要肌肉：臀大肌、腘绳肌（半腱肌、半膜肌、股二头肌）、股四头肌（股直肌、股外侧肌、股内侧肌、股中间肌）。

次要肌肉：髋外展肌、髋内收肌（长收肌、大收肌、短收肌）、竖脊肌（髂肋肌、最长肌、棘肌）、腹直肌、腹内外斜肌、腹横肌。

预防要点

和其他快速伸缩复合训练一样，派克跳跃有助于提升爆发力。这个动作的特殊性是由多种因素决定的，主要是因为派克跳跃需要进行快速的收缩，并且需要腘绳肌具有一定的柔韧性，这也使得派克跳跃在预防腘绳肌损伤的计划中尤其重要。运动员在做这个动作时，腘绳肌在髋关节和膝关节处都会被快速拉伸至其活动范围末端，然后运动员通过快速伸髋来着地。通过做这个动作来快速拉伸腘绳肌，腘绳肌将可以更好地承受这个动作，并减少损伤风险。

从派克跳跃中获益最多的是舞者、啦啦队员、体操运动员这类人员，因为这类人员的腘绳肌需要在活动范围末端具有一定的力量和柔韧性。

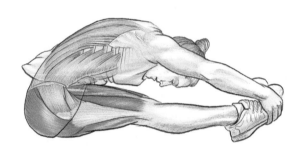

大腿后侧

123

静态屈髋

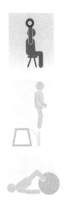

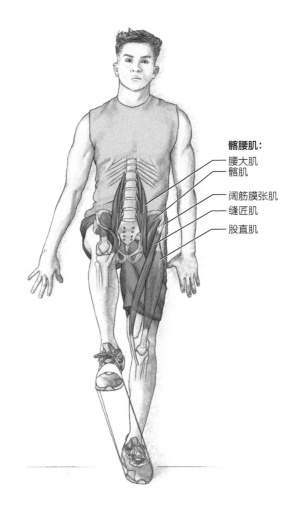

髂腰肌：
腰大肌
髂肌

阔筋膜张肌
缝匠肌
股直肌

动作指导

1. 站立位，背靠墙，将弹力环套在双脚上。

2. 保持背部紧贴墙面，通过屈髋抬起一侧大腿，直至其与地面平行。

3. 保持一定的时长（如10秒），然后慢慢放下大腿回到起始位。

锻炼的肌肉

主要肌肉：髂腰肌、股直肌、缝匠肌。

次要肌肉：阔筋膜张肌。

预防要点

　　等长收缩可以比向心收缩产生更多的肌肉力量。通过将力保持一定的时间，屈髋肌的力量（由于等长收缩）和耐力（由于保持了一定的时长）都能够提升。所有在运动过程中会进行冲刺的运动员都可以通过将这个动作加入训练计划而获益。

　　足球运动员也可以通过做静态屈髋而获益。尽管短传不常导致屈髋肌损伤，但射门、长传和过人都容易造成屈髋肌损伤。因为这3个动作都需要屈髋肌被一定程度地拉长，然后立刻进行向心收缩，从而使运动员做出踢球的动作。通过增强屈髋肌群的肌力，屈髋肌可以更好地承受这种踢球的动作，从而减少损伤。

 变式

抗阻屈髋

　　站立位，单腿支撑，非支撑腿的脚背处套上抗阻器的拉环。屈曲髋关节直至大腿与地面平行，通过缓慢地伸髋来回到起始位。抗阻屈髋和静态屈髋的动作一样，但抗阻屈髋同时进行向心收缩（向上抬起大腿时）和离心收缩（放回起始位时）。

　　注意：在这里需要着重提一下在第8章中会出现的一个动作——伸膝。伸膝是一个对提升股四头肌肌力很有帮助的动作。请翻至第8章了解详细的动作指导及相关变式。

125

哥本哈根支撑

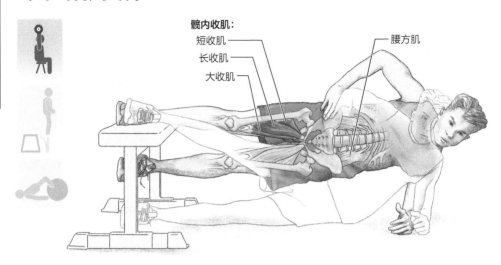

髋内收肌：
短收肌
长收肌
大收肌
腰方肌

动作指导

1. 侧卧位，一侧手肘支撑身体，位于上方的踝关节内侧置于长凳上。另一侧下肢置于地面，保持身体平衡。

2. 抬起髋关节，直至上方的足、髋、肩位于一条直线上。

3. 保持一定的时长。

4. 缓慢降低髋关节高度以回到起始位。

5. 下文中提到的哥本哈根支撑的变式（哥本哈根支撑抬腿）与本动作基本相同。

锻炼的肌肉

主要肌肉：髋内收肌（长收肌、大收肌、短收肌）（位于上方的下肢）。

次要肌肉：腰方肌（位于下方的下肢）。

预防要点

这个动作的难度非常高，因为它需要髋内收肌具备很强的力量。在动作到达顶点时维持一定的时长（等长收缩），并且将髋关节和骨盆抬离地面，这两个部分都可以提升位于上方的下肢的髋内收肌的肌力和肌耐力。

髋内收肌的功能对曲棍球运动员尤为重要，因为在运动员停下时髋内收肌负责稳定髋关节。有10%的曲棍球运动员在赛季中会发生髋内收肌的损伤（Tyler et al., 2010）。尽管这一损伤的原因常被认为是髋内收肌缺乏柔韧性，但其根本原因还是和髋内收肌的力量不足有关。值得注意的是，髋内收肌的主要功能是提供推进力，因此髋内收肌损伤在曲棍球运动员的损伤中也并不常见。

变式

哥本哈根支撑抬腿

标准的哥本哈根支撑中，位于下方的下肢可以在动作过程中发挥平衡作用，所以，标准的哥本哈根支撑相对来说不需要髋内收肌过多地发力。标准哥本哈根支撑的变式就是在保持位于上方的下肢不动的情况下，缓慢抬起位于下方的下肢，使其靠近长凳，然后来回摆动几次。每当下方的下肢抬离地面的时候，位于上方的下肢就必须募集更强的内收髋关节的力量，这样才能完成这一变式。

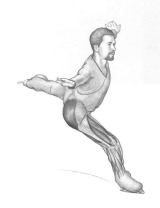

第**8**章

膝关节

膝关节是全身上下被学习、研究和讨论得最多的关节。膝关节被如此关注的原因有二：一是膝关节本身结构的复杂性，二是膝关节的高损伤率。膝关节由3块骨（胫骨、股骨、髌骨）和两个关节（胫股关节和髌股关节）构成，本章会对以上几个部分做详细解释。膝关节可以发生许多不同的损伤，本章重点讲解那些最常见的损伤机制。

注意：所有膝关节处的肌肉已经在其他章节中进行了讲解（尤其是第7章中关于股四头肌和腘绳肌的部分）。尽管这些肌肉也会在本章中被反复提及，但关于这些肌肉本身的解剖结构和损伤预防动作，请翻阅前面的章节。

胫股关节

膝关节（图8.1）是传统认知中的大关节，并且，尽管膝关节也能进行一定程度的内旋和外旋，但其主要的功能还是屈曲和伸展。屈曲和伸展的动作发生在胫股关节（胫骨上关节面和股骨下关节面构成的关节），并且是通过激活腘绳肌（屈曲）和股四头肌（伸展）产生的。在胫骨和股骨之间有两种软骨：关节软骨和半月板。关节软骨覆盖在关节的表面，使关节动作顺畅。内侧半月板和外侧半月板分别呈C形和楔形，作用是加深胫股关节的关节面。加深的关节面有助于支持和保护关节、引导动作并提供一定的缓冲作用。

除了半月板可以为膝关节提供稳定性，包绕着膝关节的关节囊也可以提供额外的稳定性。另外，膝关节由四条韧带进行稳定：前交叉韧带（Anterior Cruciate Ligament，ACL）、后交叉韧带（Posterior Cruciate Ligament，PCL）、外侧副韧带（Lateral Collateral Ligament，LCL）和内侧副韧带（Medial Collateral Ligament，MCL）。前3条韧带的结构

129

非常清晰，但最后一条韧带（内侧副韧带）的形状和结构不明显。上述的每一条韧带都有其特定的作用。

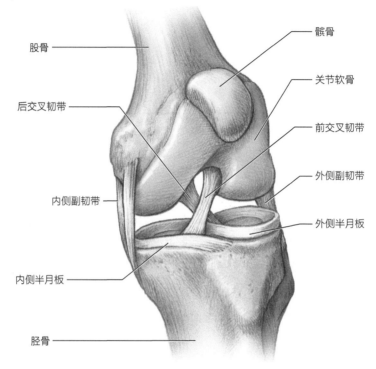

图8.1 左侧膝关节的韧带和组织

● 前交叉韧带。前交叉韧带由两个束组成，分别是前内侧束和后外侧束。前交叉韧带起自胫骨髁间隆起的前方，附于股骨外侧髁的内侧面，在胫骨髁间隆起处与半月板融合。前交叉韧带走在后交叉韧带的前部，并与后交叉韧带呈十字交叉。前交叉韧带的作用是阻止胫骨在股骨上进行运动（如阻止胫骨在股骨上过度前移），并且可以预防膝过伸。前交叉韧带除了可以限制这些动作之外，也可以向神经系统传递本体感觉信号。

● 后交叉韧带。后交叉韧带位于前交叉韧带的后方，可以预防胫骨在股骨上后移，并且可以预防膝过伸。后交叉韧带不像前交叉韧带那样经常发生损伤。

● 内侧副韧带。这条韧带位于膝关节内侧，连接胫骨和股骨，并预防膝外翻（膝关节相对于足做向内的动作）。尽管内侧副韧带是常见的胫股关节痛的来源，但内侧副韧带的损伤表现没有另外3条韧带的损伤表现明显，并且，除非是完全断裂（Ⅲ级），否则不太建议采取手术治疗。

- 外侧副韧带。外侧副韧带位于膝关节的外侧，预防膝内翻动作。这条韧带通过连接股骨和腓骨来提供支撑力。

由于大部分胫股关节的损伤都累及了前交叉韧带，所以相关专业人士目前已经做了大量的研究来确定前交叉韧带的损伤原因、最佳手术方案、循证医学下的康复治疗，并且相关专业人士最近开始研究前交叉韧带损伤的预防。

前交叉韧带撕裂

前交叉韧带撕裂是一种毁灭性的损伤，好发于需要频繁进行高强度着地、转身的运动中，如足球、篮球、橄榄球和排球运动。尽管在过去几年中针对前交叉韧带撕裂已有大量的研究，但是仍存在以下问题。

- 前交叉韧带撕裂的发生率并没有降低。
- 经历前交叉韧带撕裂后恢复到原先活动水平的运动员数量并没有增加。
- 经历前交叉韧带撕裂后并发创伤后关节炎的风险依旧高。
- 经历了前交叉韧带撕裂并采取手术治疗的人经常无法重回他们原本的活动水平（Ardern et al., 2014）。
- 前交叉韧带撕裂会增加运动员体重过高的风险（Myer, Faigenbaum et al., 2013; Whittaker, 2015）。
- 有过前交叉韧带撕裂的运动员反映有更高的残疾风险（Cameron et al., 2013）。
- 经历前交叉韧带撕裂的运动员中，有30%的人在损伤后的前两年内会出现与前交叉韧带撕裂损伤有关的并发症（Paterno et al., 2014）。

基于这些骇人的统计数据，现任的医务人员和教练都有义务去设计一份减少前交叉韧带损伤的预防计划，并且需要最大化运动员对损伤预防计划的参与度和依从性。数据表明，在参与了损伤预防计划的女性中，前交叉韧带撕裂的损伤风险下降50%，并且，非接触型前交叉韧带损伤的风险下降67%（Webster and Hewett, 2018）。不幸的是，尽管了解损伤预防计划的重要性，但只有不到1/3的青年足球运动员的教练会让运动员参与前交叉韧带损伤预防计划（Finch et al., 2016; Mawson et al., 2018）。

目前针对前交叉韧带损伤的预防计划已经有多个了，但没有证据表明哪一个更好（Huang et al., 2020）。稳妥起见，我们可以说进行额外的体能训练是有助于损伤预防的。证据表明，一个有效的前交叉韧带损伤预防计划应当包含以下几方面。

- 增强腘绳肌和髋外展肌的肌力（Grindstaff and Potach, 2006; Khayambashi et al., 2016; Palmieri-Smith, 2009; Zebis et al., 2009）。
- 减少着地、减速、跳跃和变向时的膝外翻动作（动态膝外翻）（Hewett et al., 2005; Myer et al., 2008, 2011; Paterno et al., 2010; Quatman and Hewett, 2009）。
- 加大着地时膝关节屈曲的角度（Myer et al., 2011）。
- 提升整体的力量、耐力和心肺功能，尽管这一条没有被广泛接受，但也有可能是有益的（Collins et al., 2016; Dickin et al., 2015; Frank et al., 2014; O'Connor et al., 2015; Shultz et al., 2015; Sugimoto et al., 2015; Tamura et al., 2016）。

髌股关节

髌股关节是由浮动的髌骨与其后方的股骨构成的（图8.2）。髌骨位于股骨滑车沟内，并在股骨滑车沟内发挥其功能。虽然髌骨是浮动的骨，但是它被股骨滑车沟和髌骨支持带（提供稳定性的韧带束）固定在一定的位置。内侧髌股韧带（Medial Patello-femoral Ligament, MPFL）可以专门用来限制髌骨向外侧移动。

通常来说，当股四头肌收缩时，髌骨向上滑动，当股四头肌放松时，髌骨向下滑动。当股四头肌收缩时，髌骨在股四头肌附着点的近端和远端起滑轮的作用。当髌骨起滑轮作用时，动力臂（关节轴和力线之间的距离）被延长，从而增加股四头肌收缩时施加在胫骨粗隆处的拉力，产生伸膝的动作。这一类动作在上楼梯和坐位下伸膝中常见。髌骨的存在也可以让股四头肌通过离心收缩来减缓运动速度和吸收冲击力，如蹲下、下楼梯和跳起后着地时。

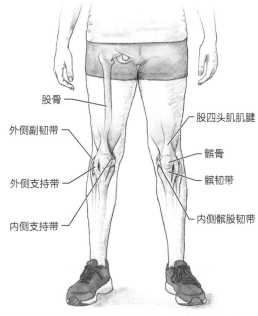

股骨

股四头肌肌腱

外侧副韧带

髌骨

外侧支持带

髌韧带

内侧支持带

内侧髌股韧带

图8.2　髌股关节由两块骨组成：髌骨和股骨。而髌骨依靠髌骨周围的肌肉、软组织约束带以及关节面来保持稳定

关于肌肉功能，这里必须提一点。有人认为股内侧肌的特定的一个部分，也就是股内侧斜肌（Vastus Medialis Obliquus, VMO），在激活时可以改善髌股关节的力线，从而减少疼痛或增加稳定性。由于股内侧斜肌的肌纤维走向是侧向的，所以当股内侧斜肌收缩时，可以改善髌股关节的力线。尽管这一陈述从理论上看是可信的，但是并没有研究证据支持这一观点，并且有两种反对观点。

1. 目前，没有研究证据显示股内侧斜肌可以被单独激活，并且不管是哪种运动、运动方式（如换活动的脚、下肢的位置）或使用何种运动工具（如在双膝之间放球、使用生物反馈系统），都没有证据显示可以单独激活股内侧斜肌。

2. 只有非常有限的证据表明股内侧斜肌可以在被激活时将髌骨拉向内侧，从而改善力线。

尽管用于减少髌股关节损伤的动作和减少前交叉韧带损伤的动作是一样的，但是损伤的发生机制是不同的。有一些损伤是因为髌骨没有在股骨滑车沟内照常滑动，而有一些损伤是因为髌骨进行反复的活动。

髌骨失稳

髌骨失稳指的是髌骨活动时偏离了股骨滑车沟，一般来说髌骨会向外偏离（图8.3）。当发生运动偏离时，如果髌骨没有自行复位，那就是髌骨脱位；如果髌骨自行复位了，那就是半脱位。将髌骨保持在股骨滑车沟的组织结构包括股骨滑车沟、肌肉和韧带（尤其是内侧髌股韧带）。内侧髌股韧带走行于髌骨内侧缘和股骨内上髁，在反复发生髌股关节失稳时，内侧髌股韧带就会发生撕裂，这种情况一般都需要进行韧带重建。

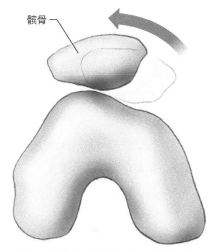

髌骨

图8.3 髌骨向外侧移出股骨滑车沟。如果髌骨立即回到滑车沟，为半脱位；如果髌骨需要外力辅助来归位，则是脱位

前侧膝关节疼痛

前侧膝关节疼痛常被默认成髌股关节疼痛综合征。但如果前侧膝关节的疼痛不是单单由髌股关节引起的，那么前侧膝关节疼痛可以更好地描述为不同类型的损伤。这些损伤包括：

- 髌股关节疼痛综合征；
- 髌软骨软化症；
- 胫骨粗隆骨软骨病；
- 髌骨缺血性坏死；
- 滑膜皱襞综合征；
- 髌腱病；
- 鹅足滑囊炎；
- 股四头肌肌腱病；
- 髌前滑囊炎；
- 髂胫束摩擦综合征。

前侧膝关节疼痛可以由多种原因导致，并且由于牵涉的症状和位置多有不同，治疗的难度也颇高。可以产生前侧膝关节疼痛的风险因素包括髌骨或股骨结构异常、肌力下降和过度使用。一般来说，改善运动技巧以及增强特定肌肉（如股四头肌和髋外展肌）的肌力可以减少前侧膝关节疼痛的产生风险。

髌腱病

髌腱病也叫跳跃者膝，是前侧膝关节疼痛的一种，顾名思义，髌腱病是发生在髌腱的疾病。髌腱病可能会有炎症反应，髌腱急性损伤时，身体会产生炎症因子，但如果损伤是慢性的，或者是由过度使用导致的，那么可能就没有炎症因子。换而言之，慢性髌腱病常常伴有肌腱纤维的退行性病变，最终导致肌腱处的疼痛和肌力下降。髌腱病患者常在跑步（尤其是下坡跑）和下楼梯时感到疼痛。

由于关节相关损伤的风险因素是类似的，所以本章中与前交叉韧带损伤预防相关的动作都可以用来减少髌股关节损伤的风险。本章中会讲解伸膝动作，但值得注意的是，股四头肌肌力的下降是初次前交叉韧带损伤或前交叉韧带术后发生并发症的风险因素，所以本章中为髌股关节损伤服务的动作也应该被加入预防前交叉韧带损伤的计划中。

起跳和着地姿势

本章中会对起跳和着地的姿势进行描述。可以最大限度地发挥跳跃能力的姿势是屈膝，并且膝关节与第二和第三足趾位于一条直线上（图8.4）。膝关节可以超过足趾，或者说这个很正常，但是，这个动作应该产生在动作进阶的时候。所以，刚开始做本（其他）章中的深蹲、跳跃和着地动作时，需要限制膝关节向前的动作，使膝关节与足趾处于一条垂线上。经过训练的运动员可以允许膝关节超过足趾。

注意：膝关节不能过度向内运动（膝外翻）或向外运动（膝内翻）。动态膝外翻是膝关节损伤的风险因素之一，也是前交叉韧带撕裂的风险因素。

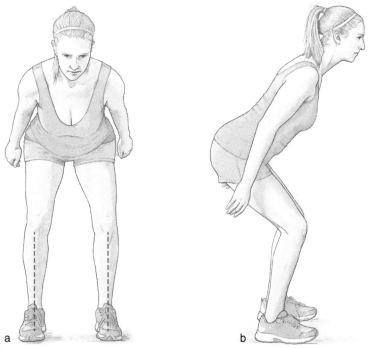

图8.4 恰当的快速伸缩复合训练的着地姿势。a. 从正面看，运动员的肩关节与膝关节位于一条直线上，这有助于将重心落于身体的稳定平面上。b. 从侧面看，运动员的膝关节位于足趾上方，膝关节过度向内运动（膝外翻）会增加运动员下肢损伤的风险

单腿深蹲

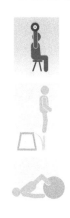

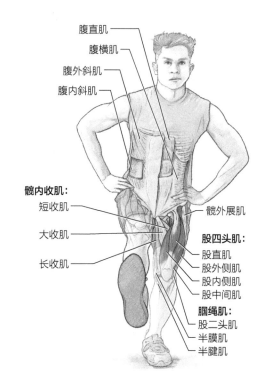

腹直肌

腹横肌

腹外斜肌

腹内斜肌

髋内收肌：
短收肌
大收肌
长收肌

髋外展肌

股四头肌：
股直肌
股外侧肌
股内侧肌
股中间肌

腘绳肌：
股二头肌
半膜肌
半腱肌

动作指导

1. 站立位，双脚与肩同宽或与髋同宽，足趾微微朝外，将右腿抬离地面。

2. 保持躯干与地面的夹角不变，缓慢地屈髋屈膝。

3. 注意：保持背部挺直，扩胸并上挺。左侧足跟保持贴地，左腿的膝关节与第二和第三足趾位于一条直线上。

4. 持续屈髋屈膝，直到大腿与地面平行或者无法继续下蹲。

5. 左腿伸髋伸膝，并保持躯干和地面的夹角不变。

6. 注意：继续保持背部挺直，扩胸并上挺。左侧足跟保持贴地，左腿的膝关节与第二和第三足趾位于一条直线上。

7. 继续伸髋伸膝直至回到起始位。

锻炼的肌肉

主要肌肉：臀大肌、腘绳肌（半腱肌、半膜肌、股二头肌）、股四头肌（股直肌、股外侧肌、股内侧肌、股中间肌）。

次要肌肉：髋外展肌、髋内收肌（长收肌、大收肌、短收肌）、竖脊肌（髂肋肌、最长肌、棘肌）、腹直肌、腹内外斜肌、腹横肌。

预防要点

单腿深蹲会用到所有的大腿肌肉，并且为了正确地做出单腿深蹲，需要下肢和躯干有好的力线，这一条件又会进一步提高对肌肉的要求。做单腿深蹲时，我们需要额外关注膝关节，因为在做单腿深蹲的过程中，膝关节很可能发生"塌陷"，产生膝外翻，这种膝外翻就称作动态膝外翻。动态膝外翻是胫股关节和髌股关节损伤的风险因素。照上述方法进行单腿深蹲可以进一步增加相关肌肉的募集程度。

单腿深蹲对需要在半蹲时进行单侧下肢支撑的运动员有益。例如将一只脚固定于地面来发力，然后进行变向（橄榄球运动）、踢球（足球运动）以及对进攻/防守选手做出反应（篮球运动）。对于从事上述运动的运动员来说，将单腿深蹲加进训练内容中，可以在增强肌肉力量的同时，进一步加强动作的合理性和改善身体力线。

变式

单腿深蹲的变式有很多，包括手枪式深蹲、保加利亚分腿蹲和滑步式深蹲等。这里给出一种变式。

悬膝深蹲

做悬膝深蹲的方式和做单腿深蹲的方式相同，但在悬膝深蹲中非支撑腿需要屈膝，并置于支撑腿的后侧。进入这个姿势后，屈髋屈膝以缓慢蹲下，直至后侧的膝盖接触地面。后侧膝盖不能完全置于地面，也不能砸到地面上。

137

瑜伽球股二头肌屈膝

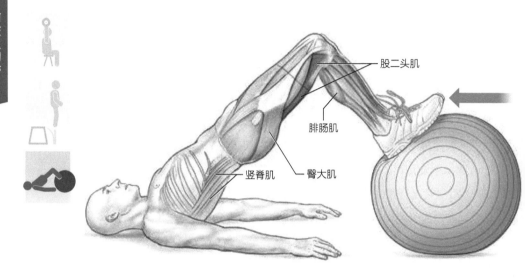

股二头肌

腓肠肌

臀大肌

竖脊肌

动作指导

1. 平躺，双脚置于瑜伽球上。

2. 双臂置于地面，外展约30°。

3. 向上抬起髋关节，使足、膝、髋和肩关节位于一条直线上。

4. 通过屈膝使足跟靠近髋关节（此时瑜伽球向后滚动）。

5. 过程中需依旧保持膝、髋和肩关节位于一条直线上，持续屈膝至90°。此时足底接近球体边缘。

6. 通过伸膝推动瑜伽球向前滚动回到起始位。

锻炼的肌肉

主要肌肉：腘绳肌（半腱肌、半膜肌、股二头肌）。

次要肌肉：臀大肌、腓肠肌、竖脊肌（髂肋肌、最长肌、棘肌）。

预防要点

胭绳肌除了对运动表现至关重要，还有助于稳定和保护胫股关节（胫股关节的前交叉韧带的功能是预防胫骨在股骨上过度前移）。提高胭绳肌的肌力可以减少前交叉韧带损伤的风险（Myer et al., 2009）。这个动作具有其特殊性，尽管这个动作主要的活动点在胭绳肌远端的膝关节部分，但其实它可以同时激活胭绳肌的髋关节部分和膝关节部分。

可以从瑜伽球股二头肌屈膝中获益的运动员主要包括运动过程中需要进行冲刺，或者是那些有前交叉韧带损伤风险的运动员。排球运动员有很高的前交叉韧带损伤发病率，所以将这个动作加入排球运动员的训练中对其也是有益的。

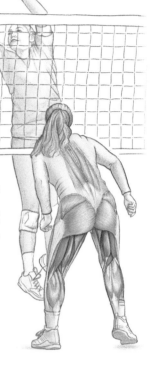

变式

坐位屈膝

这一变式需要坐在屈膝机上，踝关节置于滚垫的中间，膝关节与坐垫位于一条直线上。尽可能地弯曲膝关节，然后再慢慢伸直。相对于用瑜伽球进行训练，这个动作可以获得更大的训练阻力，也就需要躯干提供更高的稳定性。

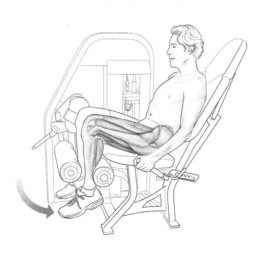

跑停

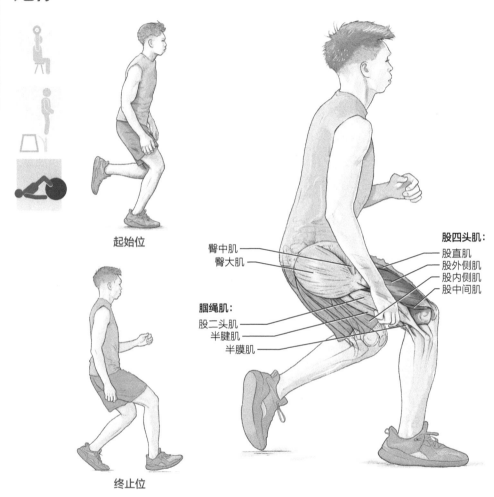

起始位

终止位

臀中肌
臀大肌

腘绳肌：
股二头肌
半腱肌
半膜肌

股四头肌：
股直肌
股外侧肌
股内侧肌
股中间肌

动作指导

1. 用最快速度的一半向前跑约20米。

2. 用三步减速停下，过程中需保证压低髋关节并保持躯干挺直。

3. 当减速的能力得到改善后，就可以将跑动的速度提升到最大速度的3/4，然后用五步来减速停下。

4. 训练到后期，就使用最快速度奔跑，然后用七步减速停下。

锻炼的肌肉

　　主要肌肉：股四头肌（股直肌、股外侧肌、股内侧肌、股中间肌）。

　　次要肌肉：腘绳肌（半腱肌、半膜肌、股二头肌）、臀大肌、臀中肌、臀小肌。

预防要点

　　跑停训练可以提高运动员制动的能力，并且有助于其从传统的力量训练向运动导向性训练过渡。运动员们通过跑停训练来分散膝关节的压力，可以降低前交叉韧带损伤的风险。那些承受了更高的地面反作用力的，尤其是那些训练时长不够或经验不足的（Bates et al., 2013）运动员在快速制动时更容易发生前交叉韧带的损伤（Hewett et al., 2005; Miranda et al., 2013; Sell et al., 2007; Yu et al., 2006）。大部分体育项目的运动员需要在冲刺后或变向时进行减速，例如：

- 排球运动员跑步上网；
- 篮球运动员进行边线球的防守；
- 足球运动员跑动截停传球。

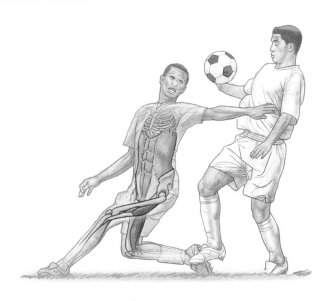

变式

　　跳跃落地和单腿跳停是跑停动作的变式，这两个动作也有助于提升运动技巧并改善减速能力。这两个变式都需要锻炼者在极短的时间内做出减速动作并停止进行中的动作。

跳跃落地

从跳箱上跨步落下，并通过屈膝来吸收动作过程中的反作用力，着地动作需尽可能轻。两侧膝关节都应与同侧的第二和第三足趾位于一条直线上，这个力线关系已经在第135页中做出了演示。

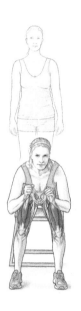

单腿跳停

用一条腿发力向前跳跃，然后用另一条腿着地。着地时通过屈膝来吸收动作过程中的反作用力，着地动作需尽可能轻。两侧膝关节都应与同侧的第二和第三足趾位于一条直线上。这个动作对于改善下肢力线和训练使用正确的方法进行快速变向都十分有益。

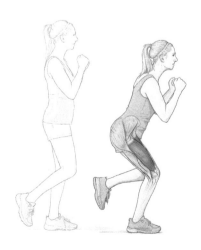

落地跳跃

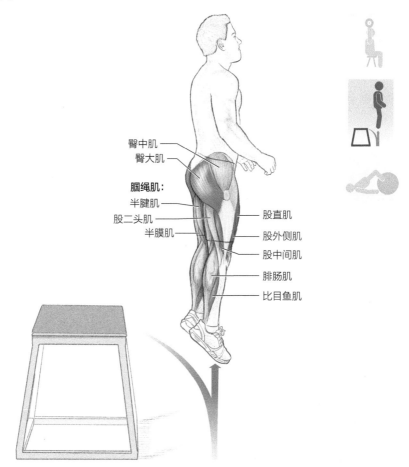

臀中肌

臀大肌

腘绳肌：

半腱肌

股二头肌

半膜肌

股直肌

股外侧肌

股中间肌

腓肠肌

比目鱼肌

动作指导

1. 站在高12英寸（约30厘米）的跳箱上，双脚与肩同宽或与髋同宽，足趾靠近跳箱的边缘。

2. 从跳箱上向前跨步落下，双脚着地。

3. 着地时立即向上跳起，跳得越高越好，尽可能缩短着地后停留的时间。

4. 再次着地时依旧是双脚着地，并通过屈膝来吸收来自地面的反作用力，着地动作应尽可能地轻。

5. 注意：两侧膝关节都需保持良好的力线，并与同侧的第二和第三足趾位于一条直线上。

锻炼的肌肉

主要肌肉：股四头肌（股直肌、股外侧肌、股内侧肌、股中间肌）、臀大肌、比目鱼肌。

次要肌肉：腘绳肌（半腱肌、半膜肌、股二头肌）、臀中肌、臀小肌、腓肠肌。

预防要点

下肢快速伸缩复合训练有很多其他类型的训练所没有的速度要求和应对冲击的部分。这个动作有两个基本的好处：一是可以进一步巩固下肢的良好力线，二是可以模拟诸多体育项目中需要用到的动作和会经历的冲击。通过将这个动作加入训练计划中，运动员们可以更好地为各自的体育项目做准备，主要包括提升项目要求的爆发力和减速能力。

许多体育项目的运动员需要在跳起着地后进行减速，例如：

- 美式橄榄球外接手接球后着地；
- 篮球运动员抢篮板后着地；
- 足球运动员头球后着地；
- 排球运动员拦网后着地。

变式

落地跳跃至跳箱

这个变式做起来和标准落地跳跃一样，但是锻炼者在着地后跳起时需向前跳至另一个跳箱上。两个跳箱之间的距离取决于个人的弹跳能力以及参与快速伸缩复合训练的经验。这里建议跳箱之间的距离可以从24英寸（约61厘米）开始（NSCA，2016）。

落地跳跃并90°转体

这个变式做起来和标准落地跳跃一样，但是锻炼者在着地后跳起时需立即转体90°并再次着地。从跳箱上跳下时，需通过屈膝来吸收来自地面的反作用力，着地动作应尽可能地轻。

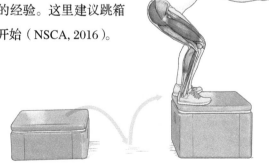

前交叉韧带

单腿垂直跳跃

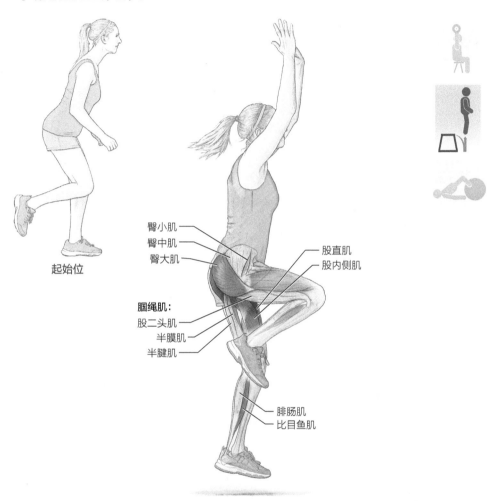

起始位

臀小肌
臀中肌
臀大肌

股直肌
股内侧肌

腘绳肌：
股二头肌
半膜肌
半腱肌

腓肠肌
比目鱼肌

动作指导

1. 单腿站立，抬起的一侧腿保持不动。整个过程中，抬起的一侧腿始终保持屈曲。

2. 缓慢蹲下，然后立刻有力地跳起，使用双臂辅助跳跃动作并向高处伸够。

3. 单腿着地回到起始位，着地时保持正确的膝关节力线（图8.4），通过屈膝吸收来自地面的反作用力，着地动作尽可能地轻。

4. 用同一侧下肢重复进行跳跃。

5. 注意：每两次跳跃之间需间隔一段时间，即不是连续弹跳。

145

锻炼的肌肉

主要肌肉：股四头肌（股直肌、股外侧肌、股内侧肌、股中间肌）、臀大肌、比目鱼肌。

次要肌肉：腘绳肌（半腱肌、半膜肌、股二头肌）、臀中肌、臀小肌、腓肠肌。

预防要点

跟落地跳跃一样，单腿垂直跳跃也着重于强化膝关节的力线以及模拟实际运动过程中会发生的动作和冲击情况。但是，单腿动作可以让发力腿的肌肉产生更多的动作力量，因此增加了运动的强度，并且这个动作需要更强的平衡能力和对发力腿的控制力。

很多舞种的舞者都需要做单腿着地的动作，如大跳、小跳，甚至在转身动作中也需要单腿支撑。所有的舞者都可以通过单腿垂直跳跃获益，从而改善下肢力线和肌力，并且可以减少损伤风险。

变式

连续单腿垂直跳跃

进行连续单腿垂直跳跃的方法和标准单腿垂直跳跃一致，但是每两次跳跃之间的休息时间被最大限度地减少了。也就是说，当跳起后着地时，就需要用同一条腿立即、不停顿地进行下一次跳跃。这个动作需要锻炼者具备更强的对膝关节的控制力，并且由于其连续性，其模拟了很多体育项目中的活动方式。

单腿侧向跳跃

和连续单腿垂直跳跃一样，单腿侧向跳跃也是连续跳跃，但不同的是，进行单腿侧向跳跃时需跳向侧面，然后跳回起始位。做这个动作时，在地面放置两个标志物，标志物间相距12英寸（约30厘米），并且取单腿站立位。支撑腿发力向侧面跳起，落至其中一个标志物处，着地后立刻用同一条腿跳回原点，每两次跳跃之间不休息。这个动作需要锻炼者对膝关节有更强的控制力，并且由于其连续性，其模拟了许多体育项目中的活动方式。

侧向跨栏跳

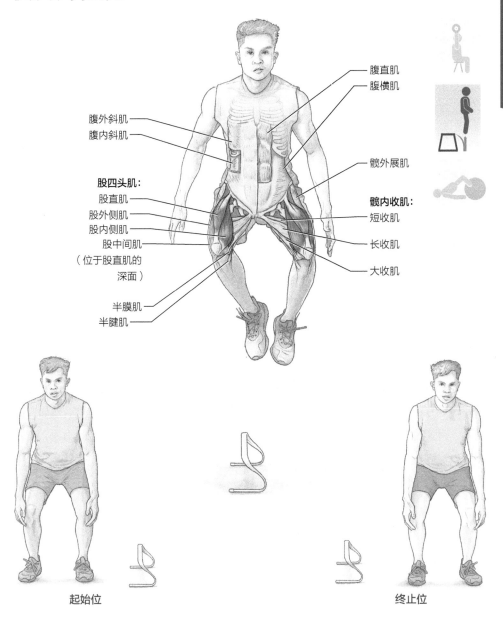

腹外斜肌

腹内斜肌

股四头肌：

股直肌

股外侧肌

股内侧肌

股中间肌

（位于股直肌的

深面）

半膜肌

半腱肌

腹直肌

腹横肌

髋外展肌

髋内收肌：

短收肌

长收肌

大收肌

起始位

终止位

147

动作指导

1. 站在栏的侧面，双脚与肩同宽或与髋同宽。

2. 在保持正确膝关节力线（图8.4）的前提下，微微屈膝，然后双脚起跳，同时向侧方跳过栏。

3. 双脚同时着地，并通过屈膝来吸收来自地面的反作用力，过程中需保持正确的膝关节力线。

4. 回到起始位，然后重复动作。

5. 注意：可以从栏的任意一边起跳。

锻炼的肌肉

主要肌肉：臀大肌、腘绳肌（半腱肌、半膜肌、股二头肌）、股四头肌（股直肌、股外侧肌、股内侧肌、股中间肌）。

次要肌肉：髋外展肌、髋内收肌（长收肌、大收肌、短收肌）、竖脊肌（髂肋肌、最长肌、棘肌）、腹直肌、腹内外斜肌、腹横肌。

预防要点

（双脚和单脚）侧向跨栏跳在跳跃的基础上增加了侧向移动的要求，并且需要运动员同时控制跳起和着地的位置，这一点跟垂直跳跃大不相同。这一种运动方式在很多体育项目中都存在，其中典型的就是橄榄球回防。橄榄球运动员经常笔直向前跑，然后立刻站定，再通过双腿或单腿发力来进行变向。通过侧向跨栏跳来改善膝关节的力线，运动员可以更好地为截停和变向等动作做准备。

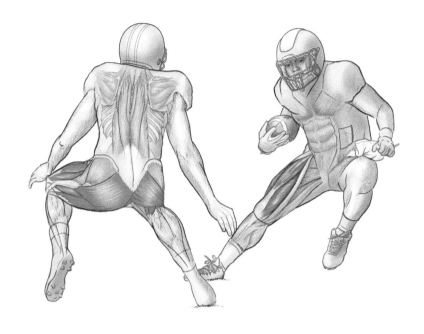

变式

连续侧向跨栏跳

　　侧向跨栏跳也可以连续进行。也就是在着地时不休息，并立刻向另一个方向跳过栏。这需要更好地控制膝关节，并且由于其连续性，其模拟了很多体育项目中的活动方式。

单腿侧向跨栏跳

　　另一种常见的变式就是用单腿进行侧向跨栏跳。单腿站立在栏的一侧，然后向侧面跳过栏，用同一条腿着地。这是一个十分有难度的动作，并且对运动员对膝关节的控制力有更高的要求。由于这个动作的强度很高，所以建议进行单腿侧向跨栏跳的时候用比较低的栏作为障碍物。

立定跳转单腿着地

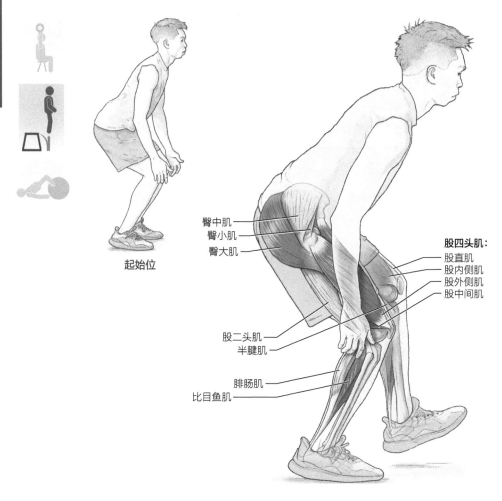

起始位

臀中肌
臀小肌
臀大肌

股四头肌：
股直肌
股内侧肌
股外侧肌
股中间肌

股二头肌
半腱肌

腓肠肌
比目鱼肌

动作指导

1. 取半蹲位，双脚与肩同宽或与髋同宽。

2. 稍微再下蹲一点，然后立刻有力地向前跳，向前跳时应尽可能地用双脚发力，并跳得尽可能远，使用双上臂辅助跳跃动作。

3. 着地时用单侧腿着地，并保证膝关节力线（图8.4）的正确性。通过屈膝来吸收来自地面的反作用力，着地动作尽可能地轻。

4. 注意：在每两次跳跃之间需要充分休息。

锻炼的肌肉

主要肌肉：股四头肌（股直肌、股外侧肌、股内侧肌、股中间肌）、臀大肌、比目鱼肌。

次要肌肉：腘绳肌（半腱肌、半膜肌、股二头肌）、臀中肌、臀小肌、腓肠肌。

预防要点

做这个动作时需要爆发力，爆发力是在许多其他的运动中和进行冲刺时都需要用到的。同时，单腿着地更好地模拟了平时活动时的减速动作。另外，这个动作强调了下肢力线的正确性。以上两点被证实可以减少损伤风险（Hewett et al., 2005; Miranda et al., 2013; Sell et al., 2007; Yu et al., 2006）。花样滑冰运动员需要频繁地进行单腿着地。尽管花样滑冰时的运动平面和一般运动的运动平面不一样，但是，花样滑冰中的单腿着地对膝关节的动作要求和其他运动是一样的。所以，很重要的一点是：将立定跳转单腿着地加入花样滑冰选手的训练计划中可以减少其膝关节损伤的风险。

变式

立定跳接垂直跳

做这个变式的方式和标准立定跳转单腿着地一样，不同的是，这个变式要求着地时双脚着地，并立即做一个垂直跳，最后再次双脚着地。双脚着地并屈膝有助于吸收来自地面的反作用力，着地动作应尽可能地轻。

前交叉韧带

151

伸膝

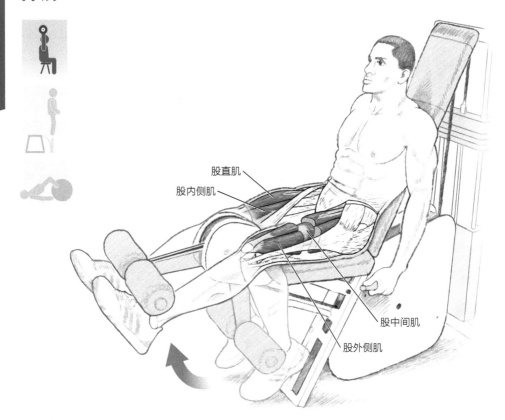

股直肌
股内侧肌
股中间肌
股外侧肌

动作指导

1. 坐在伸膝机上，膝关节与坐垫位于一条直线上。

2. 注意：如果椅背可调节，那么在膝关节与坐垫位于一条直线上的前提下，需调整椅背，调至膝关节后侧刚好接触坐垫前边缘。

3. 用踝关节的前部钩住踝垫。

4. 注意：如果踝垫高度可调节，则保证足背可以抵住踝垫。

5. 伸直膝关节，直至大腿、小腿和脚位于一条直线上。

6. 通过屈膝来慢慢回到起始位。

锻炼的肌肉

主要肌肉：股四头肌（股直肌、股外侧肌、股内侧肌、股中间肌）。

次要肌肉：无。

预防要点

在之前，在康复和损伤预防领域，是否应采用伸膝这个动作引起了广泛的讨论，有人提到过这个动作不具备"功能性"。并且对于前交叉韧带重建后的人来说，这个动作会使重建的韧带变松，因为动作过程中会发生胫骨相对股骨向前移动，限制这种活动方式是前交叉韧带的功能。但是，这是目前已知的可以单独锻炼股四头肌的方式。因为这个动作不常在运动和日常生活中使用，所以笔者认为其不具备功能性。虽然我们确实可以采用深蹲这类的动作进行功能性训练，但是在做这些动作时，股四头肌的激活也就相对被最小化了。伸膝动作对建立股四头肌髌韧带的耐力和减少前交叉韧带损伤复发相当重要。另外，几乎没有循证医学证据证明胫骨在股骨上向前移动会对前交叉韧带造成不良影响。

从事任何一个需要用到下肢的运动的人都可以通过将伸膝动作加入训练计划中而受益，尤其是加入减少髌股关节损伤的计划中。跑者就是典型的经常发生髌股关节疼痛的人群，他们可以从伸膝动作中获益。尤其是在跑步下坡时，因为跑步下坡时需要使用大量的离心收缩来进行制动。

变式

壶铃伸膝

这个变式和标准伸膝做起来十分相似，但它有两个根本的不同点：一是这是一个单腿动作，二是使用壶铃代替伸膝机来产生动作阻力。进行壶铃伸膝时，需要取坐位，坐在长凳、椅子或者箱子上，用一只脚钩住壶铃的把手。保持坐位，然后伸膝至下肢伸直，再慢慢屈膝回到起始位。

北欧股四头肌训练

北欧股四头肌训练又被称作反向北欧屈膝，这个动作着重锻炼股四头肌而不是腘绳肌。开始时跪于地面，通过屈膝来慢慢向后仰，过程中需保持膝关节与肩关节位于一条直线上。后仰过程中会感受到大腿前侧被拉伸，此时需尽可能地继续向后仰，然后通过收缩股四头肌来回到起始位。

153

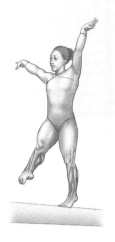

第 9 章

小腿、踝、足

　　小腿、踝和足在解剖上是很有特色的3个部分，因为这三者在解剖结构上重叠和交互的部分较多（图9.1）。本章会依次讨论这3个部分及其关节，并且会针对特定的肌肉和关节给出注意事项。

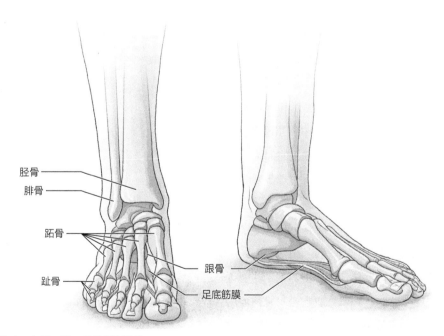

图9.1　小腿、踝、足的解剖结构

胫骨
腓骨
跖骨
趾骨
跟骨
足底筋膜

小腿

小腿是下肢的下半部分，位于膝关节和踝关节之间。胫骨和腓骨是构成小腿的骨，其中，胫骨是主要的承重骨。胫骨上接股骨髁（在第7章和第8章中已经提及），下连距骨（接下来的部分会提到）。尽管腓骨也有一定的承重能力，但腓骨主要的功能还是作为小腿肌肉的附着点。小腿有前侧、外侧和后侧3个部分，在每个部分都有不同的肌肉和组织结构。

小腿的前侧有4块肌肉，这些肌肉都是踝背屈肌，并且有的具有伸趾功能（图9.2）。

• 胫骨前肌。胫骨前肌起自胫骨外侧面的上半段，止于第一跖骨基底部和内侧楔骨。胫骨前肌的主要功能是踝背屈，同时可以使足内翻。尽管还有其他的肌肉参与辅助踝背屈和足内翻，但胫骨前肌是参与这些动作的最主要的肌肉。

• 趾长伸肌。趾长伸肌移行于胫骨前肌的侧面，向下移行分出四根肌腱，连接第二至第五趾跖骨的侧面。它起自胫骨外侧髁和腓骨前面的上3/4处，止于第二至第五趾的中节和远节趾骨。顾名思义，趾长伸肌主要负责足趾的伸展。由于它位于小腿前侧，所以趾长伸肌也具备辅助进行踝背屈的功能。

• 第三腓骨肌。第三腓骨肌起自腓骨前面下1/3处，止于第五跖骨基底部（上端）。尽管第三腓骨肌也可以辅助踝背屈，但其基本功能还是进行足外翻。

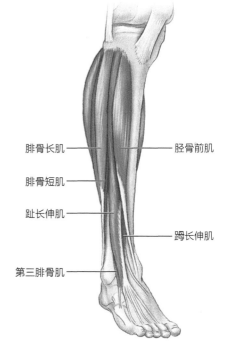

图9.2　小腿前群肌

腓骨长肌

腓骨短肌

趾长伸肌

第三腓骨肌

胫骨前肌

踇长伸肌

• 踇长伸肌。踇长伸肌起自腓骨前面的中段，止于踇趾远节趾骨的基底部。踇长伸肌的主要功能是（过）伸踇趾，同时辅助进行踝背屈。

小腿外侧只有两块肌肉，这两块肌肉都可以使足外翻。并且，这两块肌肉都位于外踝后侧，正因如此，这两块肌肉也辅助跖屈（足点地的动作；图9.2）。

• 腓骨短肌。腓骨短肌起自腓骨外侧面下段2/3处，止于第五跖骨基底部并在外侧面止于第五跖骨粗隆。

● 腓骨长肌。腓骨长肌起自腓骨头和腓骨外侧面上段2/3处，止于第五跖骨基底部和内侧楔骨（位于第一跖骨后方），腓骨长肌的止点靠近胫骨前肌的止点。

小腿后侧有多块肌肉，前3块肌肉靠近体表，后3块肌肉是小腿后侧深层肌肉（图9.3）。

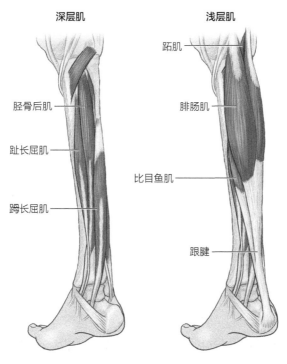

深层肌　　　　　　浅层肌

跖肌

胫骨后肌　　　　　腓肠肌

趾长屈肌

比目鱼肌

踇长屈肌

跟腱

图9.3 小腿后群肌

● 腓肠肌。腓肠肌是小腿后群肌中最表浅的肌肉。腓肠肌有两个头：外侧头起自股骨外侧髁的外侧面，内侧头起自股骨腘面（膝关节后侧），位于股骨内侧髁的上面。这两个头在靠近小腿中部的位置移行成一个宽阔、扁平的肌腱（跟腱），然后止于跟骨后侧面。腓肠肌的基本功能是进行跖屈。由于腓肠肌的起点在靠近膝关节的近端，所以腓肠肌也可以辅助屈膝。但是，任何一个跨双关节的肌肉在试图同时最大限度地活动两个关节时，都会遇到困难，所以，为了募集最大的跖屈力量，腓肠肌在跖屈时就不能产生屈膝的力。

● 比目鱼肌。比目鱼肌因其形似比目鱼而得名，起自腓骨头的后侧面、腓骨后侧面上段1/4、胫骨比目鱼肌线以及胫骨内缘。跟腓肠肌一样，比目鱼肌经跟腱止于跟骨后侧面。作为小腿处最大的肌肉，比目鱼肌非常强壮，和腓肠肌一起进行跖屈。

- 跖肌。这块小肌肉起自股骨外侧髁上部以及腓肠肌的外侧头，止于跟骨后侧面、跟腱止点的正上方。尽管跖肌也会发生损伤，但它只有非常有限的跖屈能力，并且，跖肌的基本功能是感受和传递本体感觉。

- 姆长屈肌。姆长屈肌起自腓骨后侧面下段2/3处，止于第一足趾远节趾骨基底部以及两块籽骨处，这两块浮动的籽骨在肌腱两侧，当肌腱穿过第一跖骨头时可以保护肌腱。姆长屈肌可以屈曲第一足趾，并且可以产生少量的跖屈动作。

- 趾长屈肌。趾长屈肌起自胫骨后侧面，位于比目鱼肌起点的下方，止于第二至第五趾骨远节趾骨的基底部。趾长屈肌的功能是屈曲第二至第五趾骨。

- 胫骨后肌。胫骨后肌起自胫骨和腓骨的后侧面，止于舟骨粗隆、楔骨、骰骨以及第三和第四跖骨基底部。胫骨后肌的基本功能是使足内翻（尤其是在跖屈时），并且可以产生少量的跖屈动作。

由于上述组织在日常生活和体育运动中的使用频率都非常高，所以小腿处常见的损伤常累及肌肉或肌腱。这些容易发生损伤的肌肉或肌腱每天都会活动上万次，并且这个数字在运动员练习或比赛时会更高。

小腿拉伤

发生在腓肠肌、比目鱼肌和跖肌的拉伤统称为小腿拉伤，常见于需要快速奔跑、长距离奔跑、快速加速和减速的运动中。尽管比目鱼肌的损伤很有可能未被尽数上报（Draghi et al., 2021），比目鱼肌的拉伤常见于腓肠肌内侧头处以及与肌肉-跟腱移行处。腓肠肌跟腘绳肌以及股直肌一样是跨双关节的肌肉，并且腓肠肌还经常进行快速动作，以上两点使腓肠肌更容易发生损伤。从事网球、橄榄球和跑步的运动员更可能发生小腿拉伤。许多人会偶尔听到小腿后侧有破裂声。这有时被称为网球腿，尽管最早被认为是跖肌的损伤（Powell, 1883），但实际更有可能是腓肠肌内侧头的拉伤导致的（Harwin and Richardson, 2016）。

跟腱病

跟腱是身体中很大的一根肌腱，它负责连接腓肠和跟骨。由于它宽大的尺寸，跟腱既可以抵抗巨大的阻力，也可以将力从腓肠肌传递到足和踝。跟腱的激惹通常是由反复的蓄能和释能导致的。尽管很多时候称跟腱激惹为跟腱炎，但其实这么用词是有误导性的。就像第8章中讨论过的髌腱的问题，肌腱的炎症具有其特殊性，甚至存在肌腱发炎的时候检测不到炎症因子。超过50%的跟腱病发生在跟腱的中段附近，小部分（25%）发生在跟腱在跟骨的附着处（De Jonge et al., 2011）。最近的一些研究提示跖肌损伤是跟腱疼痛的原因之一（Olewnik et al., 2017）。需要跟腱反复进行强有力收缩的运动（如跑步、篮球、足球、橄榄球等）会增加跟腱病发生的可能性。

外胫夹

小腿拉伤和跟腱病是发生在小腿后侧的损伤，而发生在小腿前侧和内侧的疼痛，一般被称为外胫夹。外胫夹会累及以下的几个结构：

- 胫骨前肌；
- 胫骨后肌；
- 蹈长屈肌；
- 趾长屈肌；
- 胫骨干；
- 胫骨骨膜。

临床上将与外胫夹有关的疾病称为胫骨中部应力综合征。顾名思义，外胫夹常累及的结构是胫骨后肌和胫骨。胫骨后肌在运动员足部着地时负责产生少量的足部旋前动作（足部的旋前动作是一种混合了足外翻、踝背屈和足外展的动作），如果胫骨后肌未经历足够的训练，运动员又反复进行此类动作，就会导致损伤的发生。如果外胫夹发生在胫骨上，开始时表现为胫骨骨膜的激惹症状，如果没有及时有效地治疗，就会发展成压力性骨折。外胫夹常见于需要跑动或反复跳跃和着地（如跳舞）的运动或活动中，并且，外胫夹通常被归类于过劳性损伤，主要是由于患者需要跑动或反复进行跳跃等动作，但却没有足够的训练经历。尽管针对外胫夹有多种治疗方法，但预防损伤发生依旧是目前的主流，预防的方法是进行全面的训练和针对特定的肌肉（例如：胫骨后肌）进行力量训练。

踝

踝关节连接足和小腿且由胫骨、腓骨和距骨构成（图9.4）。胫骨和腓骨由几条韧带和走行在两骨之间的骨间膜连接。胫骨远端和腓骨远端共同构成榫形结构。足部的距骨与这一榫形结构形成关节。踝关节的基本功能是进行踝背屈和踝跖屈，但也能进行踝内翻和踝外翻。后两个动作是产生踝关节损伤的主要原因。

在踝关节的外侧面，由3条韧带发挥功能来保持关节的稳定，它们是：距腓前韧带、距腓后韧带和跟腓韧带。这3条韧带的功能是抵抗足内翻，并在足内翻时起保护作用。在踝关节的内侧面，踝关节由粗壮的三角韧带提供稳定性，三角韧带由4条韧带构成，这4条韧带连接胫骨和足（尤其是足的足舟骨、跟骨和距骨）。三角韧带的功能是抵抗足外翻，并在足外翻时起保护作用。

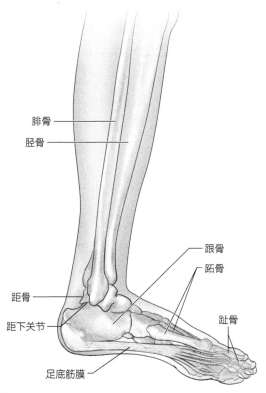

图9.4 踝关节解剖结构

通过踝关节的解剖结构我们可以发现踝关节处的骨和韧带似乎为踝关节提供了充分的保护，但其实踝关节是运动时最常发生损伤的关节。正因如此，我们需要格外注意如何减少踝关节的损伤。

160

踝关节扭伤

踝关节扭伤是常见的运动损伤（Fong et al., 2007），根据损伤程度的不同，其分为Ⅰ级、Ⅱ级和Ⅲ级。导致踝关节扭伤的情况有3种。

- 内翻扭伤。内翻扭伤是常见的踝关节扭伤类型，由过度的足内翻导致，并且，据统计，有高达70%的人群在其一生中会经历至少一次的内翻型踝关节扭伤（Hiller et al., 2012）。内翻扭伤会累及踝关节外侧的3条韧带：距腓前韧带（最常被损伤）、跟腓韧带和距腓后韧带。内翻扭伤常见于需要快速且有力地进行变向的运动中，如篮球、足球、排球和橄榄球。内翻扭伤史也是这一类损伤的风险因素。

- 外翻扭伤。尽管三角韧带十分强韧，但如果发生幅度太大的足外翻，就有可能发生外翻扭伤。

- 韧带联合损伤。韧带联合损伤又称高位踝扭伤，高位踝扭伤累及了胫腓联合带（胫骨、腓骨之间的纤维关节）的远端。尽管任何一种踝关节的动作都有可能导致高位踝扭伤，但常见的导致高位踝扭伤的动作还是足过度外旋或过度的踝背屈。这类损伤在橄榄球、冰球、滑雪和摔跤中常见（Nussbaum et al., 2001）。

足

对足的划分可以有很多的方法，但常用的方法是将足分成后足、中足和前足。后足就是位于踝关节正前方的关节，后足止于距舟关节和跟骰关节（通常将其统称为跗横关节）。中足有多个关节，但中足的各个关节只产生少量的动作。中足包含5块骨，分别是足舟骨、骰骨、内侧楔骨、中间楔骨和外侧楔骨。较小的四根足趾都有近节、中节和远节趾骨，因此具有较强的抓地能力，并且起到平衡作用。但是，姆趾只有近节和远节趾骨，所以相对比较僵硬，这样的结构有利于在步行、跑步和冲刺时提供推进力。

足部的骨形成了3个弓：内侧纵弓、外侧纵弓和横弓。足弓有助于吸收在着地、跑步和走路时产生的地面反作用力。另外，由于足弓具有灵活性，所以足可以适应不平整的地形或者说足可以根据不同的地形自行做出调整。足弓的形态是由构成足弓的骨被动地进行支撑的，同时也由一些韧带和足底腱膜（又称足底筋膜）进行维持。主动维持足弓形态并产生动作的是足部小的固有肌。

旋前和旋后

这里必须提到在出版刊物和医学专业人士中受到许多关注的两个足部动作：旋前和旋后。旋前是跟骨和足部产生的在3个运动平面（矢状面、横截面和冠状面）上的协调运动（跟骨外翻、前足外展、踝背屈）。旋后动作从根本上是旋前动作的对立运动，包含了跟骨内翻、前足内收和踝跖屈。旋前和旋后是正常的生理运动，不代表会导致损伤，也不代表是异常的运动模式。足在走路和进行体育运动（包括跑步、冲刺、跳跃和着地）时有两个重要的功能。第一个功能是根据地形改变足的形状，并减少足接触地面时身体其他部位承受的力。这一功能由旋前实现，失去这个协调动作的话，运动员会有下肢其他部位损伤的风险。但是，除了吸收受到的作用力和适应接触面，足还有传递小腿肌肉产生的力的功能，可以为足离地提供推进力。为了达到这一目的，足必须作为一个杠杆发挥作用。这一功能由旋后实现，若失去旋后的功能，小腿和足部肌肉的力被吸收而不是被传递到地面，足部损伤的风险就会提高。

足部有许多肌肉附着，这些肌肉可以移动足趾并稳定足。由于这些肌肉的起点和止点都在足部（也就是不靠近踝关节），所以这些肌肉被统称为足固有肌（图9.5）。这些肌肉中有2块肌肉位于足的顶部（踇短伸肌和趾短伸肌），剩下的10块都位于足底部。足底部的肌肉可以使足趾外展、内收和屈曲，这些肌肉（由浅到深）是踇展肌、趾短屈肌、小趾展肌、足底方肌、蚓状肌、踇短屈肌、小趾屈肌、踇收肌、骨间足底肌和骨间背侧肌。

由于足部特有的活动性及其在日常生活、运动中的重要性，足部会发生多种损伤。常见的损伤部位就是浅表的结缔组织：足底筋膜。

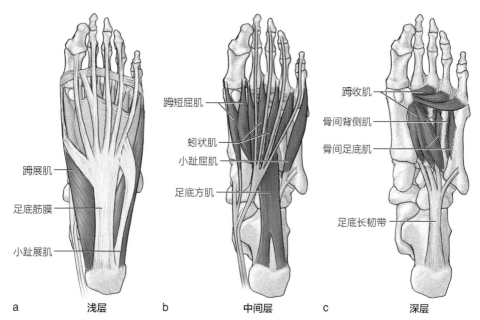

图 9.5 足固有肌：a. 浅层；b. 中间层；c. 深层

跖筋膜炎

跖筋膜炎是足底筋膜及其位于跟骨结节内侧附着点的疼痛性激惹。尽管外伤可以导致跖筋膜炎，但跖筋膜炎更多的还是过劳性损伤，并且在需要进行大量跑动的运动员中常见，如长跑运动员和足球运动员。足所处的位置（尤其是过度旋前）与跖筋膜炎的发生有关。但与之相关的研究结果却众说纷纭，有些研究表明两者存在关系（Aranda and Munuera, 2014），有些研究则认为两者并无联系（Landorf et al., 2021）。

163

提踵

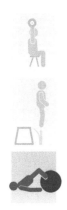

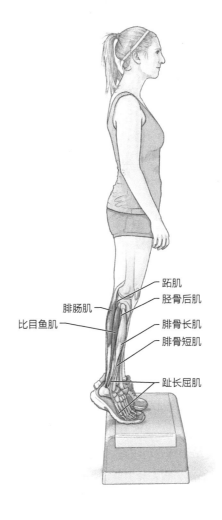

跖肌

胫骨后肌

腓肠肌

比目鱼肌

腓骨长肌

腓骨短肌

趾长屈肌

动作指导

1. 踮脚站立于台阶边缘，脚尖朝向正前方，膝关节伸直。

2. 缓慢降低足跟，使足跟低于台阶平面，使下肢处于舒适的、被拉伸的位置。

3. 保持膝关节伸直，充分跖屈踝关节、屈曲足底以抬高身体。

4. 缓慢降低足跟以回到起始位。

5. 注意：在顶点位置时不要发生足内翻。

锻炼的肌肉

主要肌肉：腓肠肌、比目鱼肌。

次要肌肉：跖肌、胫骨后肌、趾长屈肌、蹈长屈肌、腓骨长肌、腓骨短肌。

预防要点

我们在数不清的体育项目中都会用到踝跖屈肌群，其具体功能包括提供跳跃的爆发力、冲刺和变速，以及在着地时进行离心收缩并吸收地面的反作用力。通过针对这些肌肉进行训练，踝跖屈肌群（尤其是腓肠肌和比目鱼肌）和跟腱可以被更好地塑造，从而更好地承受上述压力。

体操运动有几个动作需要体操运动员进行踮脚站立。在翻滚中进行跳跃、在鞍马上冲刺、在平衡木上转体以及跑下各种器械都会涉及提踵动作所需要的肌肉。不管训练的目的是改善控制功能、推进功能，还是离心功能（像着地时），做提踵动作都有助于强化小腿后群肌和跟腱，使足和踝的其他结构为上述动作做准备并且减少足踝损伤的风险。

变式

单腿提踵

单腿提踵和标准提踵一样，但是做单腿提踵的时候只用一条腿进行。由于只用一条腿做动作，单腿提踵的强度和挑战难度都更高。

坐位提踵

坐位提踵和标准提踵动作一样，但是坐位提踵需要坐着进行。做坐位提踵时需要坐在椅子上或坐在专门的坐位提踵训练器上，双下肢平行，双膝屈曲90°，两侧前脚掌置于台阶边缘。可以在两侧大腿上放置重物以增加阻力。足跟降低至稍低于台阶的位置，下肢处于舒适的、被拉伸的位置，然后完全跖屈，最后再回到起始位。通过屈膝90°来进行这个动作可以限制腓肠肌的活动，使比目鱼肌成为动作的主要锻炼肌肉。比目鱼肌的功能对需要跑动的运动员来说是至关重要的。

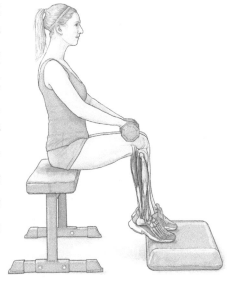

踝跳

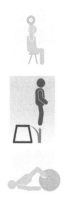

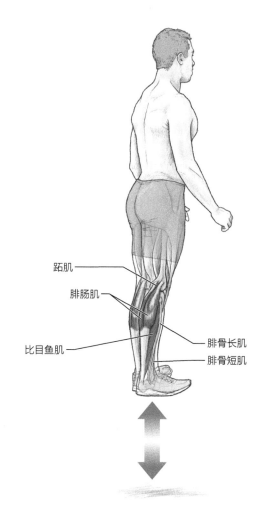

跖肌

腓肠肌

比目鱼肌

腓骨长肌

腓骨短肌

动作指导

1. 站立位,双脚与肩同宽或与髋同宽。

2. 跳起时只用小腿的部分发力,并且使用双上肢辅助动作。尽管动作过程中不可避免地会需要膝关节进行少许的屈膝和伸膝动作,但是这个动作的原动力还是来自足踝的跖屈动作。

3. 跳至空中后,踝关节做背屈动作。

4. 全脚掌着地,然后立即再次起跳,同样的,大部分的动力需来自足踝。

5. 注意：为了使训练效果最大化，需严格根据上述动作方式进行训练，跳跃时保持全脚掌着地，并快速且有弹性地起跳。动作过程中需最小化水平向和侧向的活动（如向前、向后和向两侧的移动）。

锻炼的肌肉

主要肌肉： 腓肠肌、比目鱼肌。

次要肌肉： 跖肌、胫骨后肌、趾长屈肌、蹈长屈肌、腓骨长肌、腓骨短肌、股四头肌（股直肌、股外侧肌、股内侧肌、股中间肌）。

预防要点

进行踝跳有几个好处，其中最基本的就是可以增强踝关节、膝关节和髋关节在着地和起跳时的运动能力。另外，这个动作有助于训练身体将力下传至地面，这种冲击方式及后续产生的地面反作用力是身体必须学会处理的压力源。

由于踝跳是针对踝和足的动作，所以在这样的反复小跳的过程中，肌肉和肌腱可以很好地做好冲刺的准备，这一动作比针对膝关节和髋关节的动作能更好地达到这个效果。另外，通过在滞空期间进行踝背屈，锻炼者可以更好地强化冲刺时抬足趾的能力。

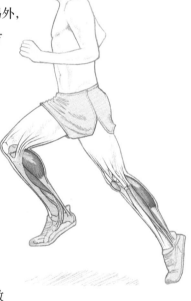

变式

单腿踝跳

单腿踝跳的动作和标准踝跳的动作是一样的，但做单腿踝跳的时候只用一条腿发力。取单腿站立位，髋关节微屈且踝关节背屈。抬起的膝关节需抬到与髋同一水平的高度，并且踝关节需位于支撑腿的前方。向上挥动上肢，并用支撑腿的小腿发力跳起。全脚掌着地，然后立即再次跳起，跳起时依旧主要用足踝发力。

跃进

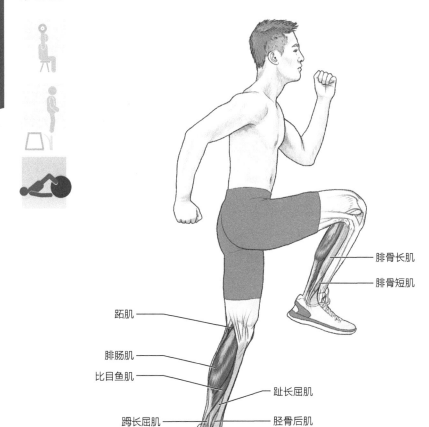

腓骨长肌

腓骨短肌

跖肌

腓肠肌

比目鱼肌

趾长屈肌

蹈长屈肌

胫骨后肌

动作指导

1. 抬起一侧腿，并屈髋屈膝约90°。

2. 另一侧腿发力，进行向上、向前的动作，抬起侧的腿应保持起始动作不变，直至着地。

3. 发力腿和着地腿是同一侧腿。

4. 立即用对侧腿重复以上动作。

锻炼的肌肉

主要肌肉：腓肠肌、比目鱼肌。

次要肌肉：跖肌、胫骨后肌、趾长屈肌、姆长屈肌、腓骨长肌、腓骨短肌。

预防要点

跃进是一个很好的辅助大步前进的动作，同时，它还有助于将力引导向地面，这种冲击（及其后续的反作用力）是身体必须学会调节的压力源。其另一个好处就是可以训练肌肉、关节和其他组织结构，使其可以更好地承受多种运动中涉及的快速的冲击和回弹，并且可以进一步增强冲刺动作和其他类似运动中的爆发力。每一个需要跑动的运动员都可以从这个动作中受益。

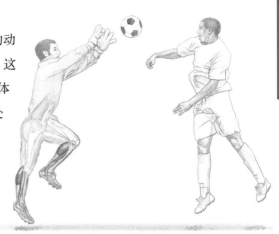

变式

跃进有多种不同的变式，快速跃进、向后跃进和侧向跃进是3种主要的变式。

快速跃进

尽管快速跃进和标准跃进很类似，但快速跃进更像是改善加速机制的练习。进行快速跃进时，重点在于抬起侧的腿在摆动时的向上的驱动力，以及支撑腿的伸髋动作。当支撑腿的足趾向上抬起时，足底应像是在摆动一样轻轻地擦过地面。动作结束时，足的位置相对靠后，应处于大腿后方。总之，快速跃进的重点是伸髋、蓄力、高频率以及向前推进（不产生位移）。

向后跃进

向后跃进和标准跃进的动作模式相同，但是，相比于标准跃进的向前运动，向后跃进是向后方的跳跃。由于跃进的方向是向后的，所以对协调能力的要求就提高了。另外，向后跃进着地时，相关肌肉和跟腱会发生更多的离心收缩。

侧向跃进

侧向跃进和标准跃进的动作模式相同，但是，相比于标准跃进的向前运动，侧向跃进是向两侧的动作。这一变式也需要更强的协调能力，并且，侧向运动更挑战支撑腿的踝关节，因为侧向跃进时踝关节需要在不发生损伤的前提下承受踝内翻的压力。

跖屈站立

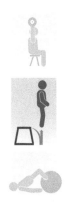

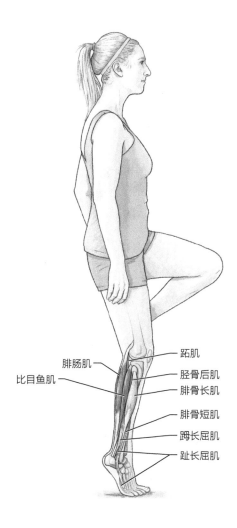

腓肠肌

比目鱼肌

跖肌

胫骨后肌

腓骨长肌

腓骨短肌

拇长屈肌

趾长屈肌

动作指导

1. 站立位，抬起一侧腿，抬高至屈髋约90°的位置。

2. 支撑腿尽量保持膝关节伸直，然后支撑腿的踝关节跖屈至所能达到的最大角度，就像踮脚尖站立一样。

3. 保持这个姿势一段时间，然后慢慢降低足跟，直至回到起始位。

4. 注意：在动作末端时要避免发生足外翻。

锻炼的肌肉

　　主要肌肉：腓肠肌、比目鱼肌、

　　次要肌肉：跖肌、胫骨后肌、趾长屈肌、蹈长屈肌、腓骨长肌、腓骨短肌。

预防要点

　　跖屈站立的英文名为Relevé Hold，其中Relevé是舞蹈中的一个词语，代表"抬起"。尽管做这个舞蹈动作的时候通常是双脚朝外且膝盖屈曲的，就像是"折叠"（法语中称plié），但这里用跖屈站立来描述足跟抬起并保持站立。进行等长收缩运动可以提升肌力，并改善跖屈肌群（尤其是腓肠肌和比目鱼肌）和跟腱的耐力，这是进行很多运动的必需条件。

　　芭蕾舞者很容易发生足踝损伤。损伤发生的原因可能是技术不足（如做Relevé时发生镰刀足或足外翻），有时单纯是因为跳芭蕾舞时需要反复做动作。在训练时用规范的动作进行Relevé是一种减少损伤的方式。在动作末端加上保持动作这一元素可以通过进行等长收缩来强化规范动作末端位置，同时，这有助于增强相关的肌肉、肌腱和其他相关组织。尽管这个动作是芭蕾舞者和体操运动员特有的动作，但Relevé可以用在所有的跟腱损伤预防计划和踝损伤预防计划中。

变式

单腿跖屈站立

　　做这个变式时，需要双脚站立并起跳，着地时使用跖屈站立的方法进行单腿站立，并在着地后保持这个动作一段时间。这个变式可以提升肌肉耐力，但跳起后着地的动作会产生冲击力，而这种冲击力是很多运动中身体的压力来源。

171

弹力带内翻

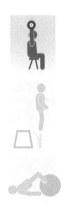

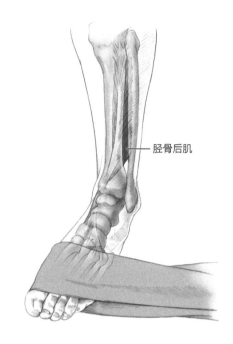

胫骨后肌

动作指导

1. 坐在桌子、长凳或者地上，双腿伸直置于身前。

2. 将弹力带的一端从足内侧缠绕在一侧足周围，另一端固定在柱子上或让同伴拉住。

3. 在保持弹力带缠绕在足内侧的时候，慢慢地尽可能多地进行足内翻。动作过程中需要保证舒适，且动作过程中不能移动小腿或大腿。

4. 慢慢地回到起始位。

锻炼的肌肉

主要肌肉：胫骨后肌。

次要肌肉：胫骨前肌。

预防要点

　　胫骨后肌是一块很重要的肌肉，因为它可以内翻踝关节，但更重要的是胫骨后肌可以在跳跃或跑步时进行离心收缩来对抗足旋前动作。胫骨后肌和胫骨前肌一样，与外胫夹的产生有关。跑步运动员可以从这个动作中获益。

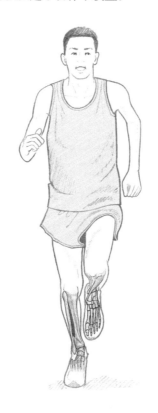

变式

弹力带跖屈内翻

　　做这一变式的方法和标准的弹力带内翻一样，但是在动作过程中需要时刻保持踝跖屈。始终保持踝跖屈可以更好地单独锻炼胫骨后肌，因为在这个姿势下胫骨前肌无法提供辅助。

足跟走

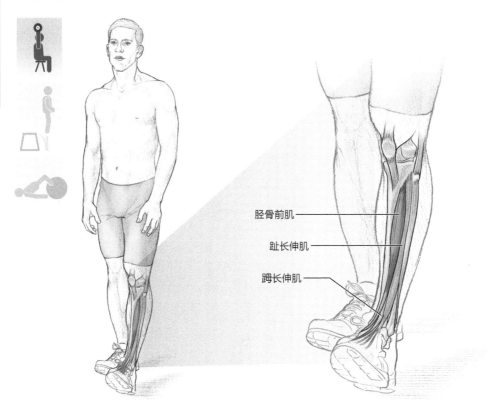

胫骨前肌

趾长伸肌

蹈长伸肌

动作指导

1. 站立位，双脚与肩同宽或与髋同宽。

2. 踝背屈，使足趾抬高且前脚掌完全抬离地面。

3. 保持这个动作的同时步行一段距离。

锻炼的肌肉

主要肌肉：胫骨前肌。

次要肌肉：趾长伸肌、蹈长伸肌。

预防要点

通过强化踝背屈肌群的肌力，运动员可以为体育赛事做准备。具体来说，这些肌肉可以在跑步过程中的下肢摆动阶段进行踝背屈（抬起踝关节），并且有助于在跑步过程中，每一次足与地面接触时控制和减慢踝跖屈的动作。小腿前群肌被强化后可以更好地承受跑步过程中反复进行的踝背屈动作。

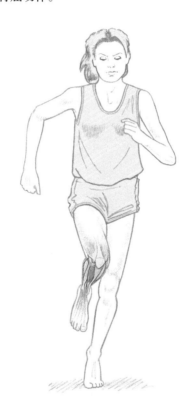

变式

徒手抗阻离心背屈

受训者坐在桌子、长凳或地上，双腿伸直置于身前。同伴抓住受训者足的顶端，并向下拉，使踝跖屈。在这一过程中，受训者需要对抗同伴给出的踝跖屈力。这一变式可使踝背屈肌群的离心收缩能力变强。像之前提到的那样，踝背屈肌群的离心收缩能力在跑步过程中相当重要，有助于控制足与地面接触时产生的踝跖屈动作。因此，这一变式可以当成一个专项训练动作。

弹力带外翻

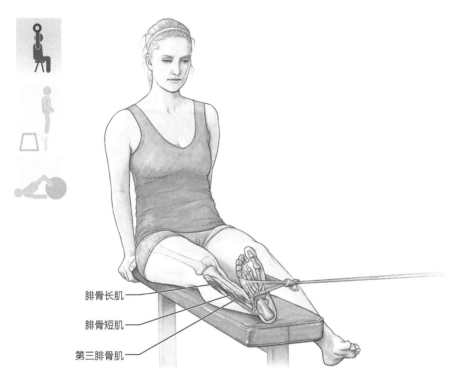

腓骨长肌

腓骨短肌

第三腓骨肌

动作指导

1. 坐在桌子、长凳或者地上，双腿伸直置于身前。

2. 将弹力带的一端从足外侧缠绕在一侧足周围，另一端固定在柱子上或让同伴拉住。

3. 在保持弹力带缠绕在足外侧的时候，慢慢地尽可能多地进行足外翻。动作过程中需要保证舒适，且动作过程中不能移动小腿或大腿。

4. 慢慢地回到起始位。

锻炼的肌肉

主要肌肉：腓骨长肌、腓骨短肌、第三腓骨肌。

次要肌肉：无。

预防要点

　　内翻型踝扭伤在需要频繁变向或在不平整地面上跑动的运动中非常常见。例如，越野跑者经常会面临地面上出现的洞或者诸如树根、岩石等障碍物。当遇到这些障碍物时，踝关节可能会发生超出关节结构允许范围的内翻动作，导致踝外侧韧带的扭伤。增强踝外翻肌群的肌力可以提升踝关节整体的稳定性，这对于减少内翻型踝扭伤是尤为有益的。

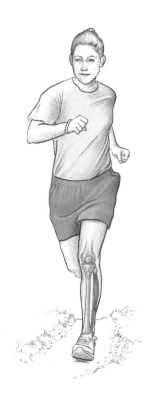

变式

等长外翻

　　取坐位，双腿伸直置于身前，并将足的外侧靠在不可移动的物体（如墙）上。在不移动大腿和小腿的前提下，尽可能用力地用足的外侧推墙。持续发力一段时间，然后放松，接着重复以下动作。跟弹力带外翻类似，这个动作可以强化踝外翻肌群肌力。通过肌肉进行等长收缩，动作过程中募集更多肌力的可能性会增加。

收足

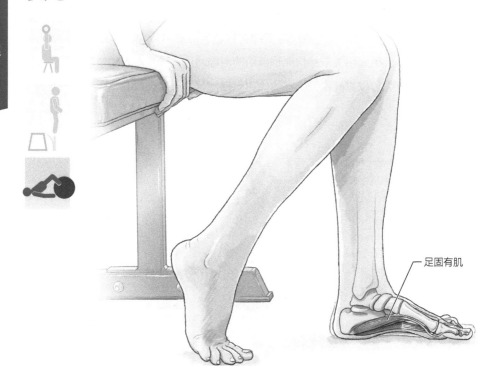

足固有肌

动作指导

1. 坐位，训练侧的腿屈膝90°且脚自然平放，非训练侧的腿保持舒适姿势。

2. 使第一跖骨（位于姆趾的正后方的骨头）的远端靠近足跟位置（也就是将脚缩起来），且不能弯曲脚趾。

3. 注意：前脚掌和足跟在运动过程中不能抬离地面。

锻炼的肌肉

主要肌肉：足固有肌（姆短伸肌、趾短伸肌、姆展肌、趾短屈肌、小趾展肌、足底方肌、蚓状肌、姆短屈肌、姆收肌、小趾屈肌、足底骨间肌、背侧骨间肌）。

次要肌肉：无。

足

预防要点

研究显示锻炼足固有肌可以有效减少与跑步相关的运动损伤的发生概率（Taddei et al., 2020）。做这个动作有助于减少参与跑步、冲刺、跳跃和着地的运动员的损伤风险。

收足运动（及之后提到的变式）有助于增强足固有肌的肌力。通过增强足固有肌的肌力，足固有肌就可以更好地支持足部的关节和足弓，从而减少足部损伤的风险。由于芭蕾舞者会频繁发生足部损伤，所以芭蕾舞者可以从收足动作中受益。

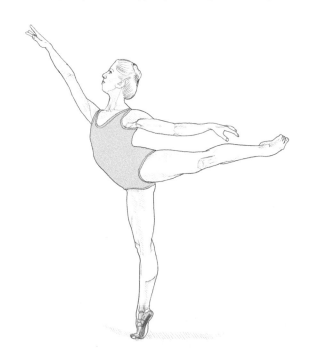

变式

提足弓

尽管提足弓的动作和收足动作类似，但提足弓的重点是抬高足弓的高度。做这个动作时需要取坐位，双脚平放于地面，然后抬高足弓的高度，使其呈弓形。动作过程中需保持足跟和足趾始终紧贴地面。

光脚走

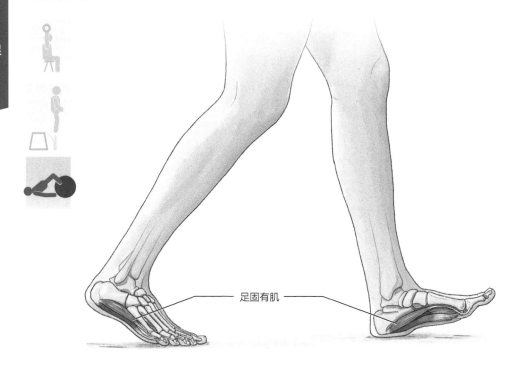

足固有肌

动作指导

1. 脱掉鞋袜，然后取舒适的站姿，双脚与肩同宽或与髋同宽。

2. 开始以自己觉得舒适的速度向前行走。

3. 持续行走一段时间或距离，建议从步行5分钟开始。

4. 注意：在脱掉鞋袜之前要注意观察行走地面的情况，确保没有碎片和有害物体出现在行进的路上。

锻炼的肌肉

步行需要使用许多肌肉。下面罗列的是所有参与步行动作的肌肉。此处用斜体表示光脚走这一训练动作能够强化的且与足踝损伤有关的肌肉。

主要肌肉：股四头肌、腘绳肌、臀大肌、臀中肌、*腓肠肌*、*比目鱼肌*、*姆长屈肌*、*趾长屈肌*、*胫骨后肌*、*胫骨前肌*、*姆长伸肌*、*趾长伸肌*、*第三腓骨肌*、*腓骨短肌*、*腓骨长肌*、*足固有肌*。

　　次要肌肉：耻骨肌、长收肌、短收肌、大收肌。

预防要点

　　鞋子可以起到支持内侧纵弓和足的其他组织结构的作用。脱掉鞋袜之后，这种支持力就必须由足固有肌（和其他诸如胫骨后肌的足外在肌）来提供。由于光脚走可以强化足固有肌及其他辅助支持足弓的肌肉（如胫骨后肌），所以跑步运动员和芭蕾舞者可以从这个动作中获益。另外，这个动作也有助于强化足内的结缔组织和足的关节。

　　注意：既往的研究中有探讨过光脚跑步的作用，并显示光脚跑步可以有效地提升关节的稳定性，并且可以提高跑步相关肌肉的效率。但是，开始进行光脚跑的训练阶段不属于本书针对的康复阶段，所以在此不做讨论。

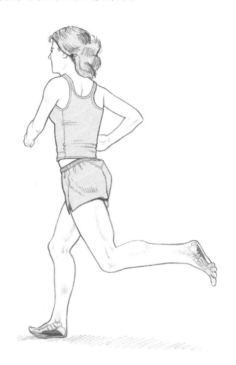

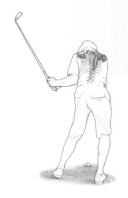

第10章

预防运动损伤的
热身活动

开始活动前进行热身是运动、训练或比赛前的标准流程。热身可以提高动作表现和运动表现（Fradkin et al., 2010），并且可以减少损伤风险（Fradkin et al., 2006; McGowan et al., 2015; Shrier, 1999, 2000; Silva et al., 2018）。具体来说，热身的好处包括：

- 提高力的发展速率（Asmussen et al., 1976; Swanson, 2006）；
- 加速肌肉收缩（Hoffman, 2002）；
- 增加肌力和爆发力（Bergh and Ekblom, 1979; Enoka, 2015; Takeuchi et al., 2021）；
- 增加柔韧性（Takeuchi et al., 2021）；
- 加快跑步速度（Gil et al., 2020）；
- 加速肌肉的血液和氧气供应（McArdle et al., 2014）；
- 促进做好心理准备（Bishop, 2003）。

当然，确定热身的目标相当重要。常见的热身目标包括：为正式活动做准备、提高身体柔韧性和减少损伤风险。本章会从为运动做准备和减少损伤风险两个方面进行讨论。本章会循序渐进，从全身热身到损伤预防热身，再到运动导向性热身，一步一步展开讲解（Darrall-Jones et al., 2021；图10.1）。这几个部分的动作都是逐步增加强度的，并且逐步变得更加针对特定的运动。

循序渐进的热身

全身热身

全身热身可以通过常规的动作升高运动员的体温。以下动作都需以次极量进行5~10分钟。

例如：

1. 跑步；

2. 骑自行车；

3. 步行。

损伤预防热身

损伤预防热身的动作旨在针对特定运动项目中的损伤高发部位进行热身。以下热身动作需进行1~2组，每组10次。

例如：

1. 北欧腘绳肌屈曲（见第7章，第117页）；

2. 侧身平板（见第5章，第74页）；

3. 单腿深蹲（见第8章，第136页）；

4. 提踵（见第9章，第164页）；

5. 哥本哈根支撑抬腿（见第7章，第127页）。

运动导向性热身

运动导向性热身的动作针对特定的运动项目，可使运动员为练习和比赛做准备。这些动作的运动量和运动强度需根据具体情况进行调整，但针对以下动作，建议通常进行30米，重复3~5次。

例如：

1. 冲刺；

2. 跃进（见第9章，第168页）；

3. 小步横跳（见本章，第192页）。

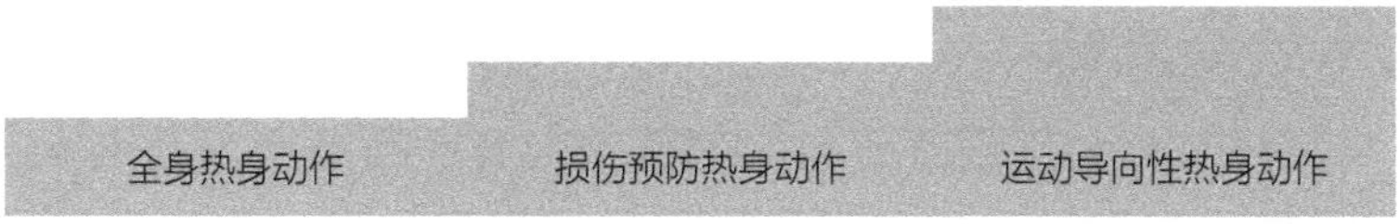

| 全身热身动作 | 损伤预防热身动作 | 运动导向性热身动作 |

图10.1　热身的顺序应该从全身热身到损伤预防热身，最后是运动导向性热身

还有一个关于热身（尤其是运动导向性热身）的好处是激活后增强效应（Post-activation Potentiation, PAP）。激活后增强效应是一种现象，描述的是肌肉产生的力量会由于之前的肌肉收缩而变得更多。换句话说，如果最初的肌肉收缩不会导致力竭，那么这种大量的肌肉收缩可以提升肌肉的表现（Stone et al., 2008）。常见的例子就是做几个深蹲，然后稍做休息，然后进行跳跃或者冲刺。在这个例子中，深蹲可以增强后续动作（跳跃或冲刺）的表现。因为本书的重点是损伤预防，所以本书不会讨论过多关于激活后增强效应的内容，但这里依旧提及了这点，因为这是一个很好的提升运动表现的技巧。

全身热身

常见的全身热身需要进行5~10分钟，这5~10分钟的动作可以在热身过程中提高运动员的心率，从而增加运动中涉及的肌肉的血供和氧供，同时也可以加快呼吸速率和提升关节滑动性（deVries and Housh, 1995）。全身热身是损伤预防热身和运动导向性热身的准备工作。顾名思义，全身热身的动作都是非常笼统的，不针对特定的运动项目、动作或活动。但是，不同运动员的全身运动可以不同。例如，足球或篮球运动员可以进行5分钟的跑步热身，而举重运动员可以骑自行车热身。

损伤预防热身

完成全身热身之后，就可以进行损伤预防热身，损伤预防热身主要针对好发损伤的身体部位进行热身，以减少相应损伤的发生风险。这些热身动作跟第3章至第9章所涵盖的内容类似，但是动作强度需不达到疲劳程度。跟全身热身类似，损伤预防热身可以根据运动员的需求进行改动。例如，足球运动员经常需要进行预防前交叉韧带、腘绳肌和踝关节损伤的热身动作，而棒球运动员常进行减少肩关节和肘关节损伤的热身动作。

损伤预防热身计划

如今，已经有几个发展成熟的针对常见损伤的热身计划。这些计划包括了田径、足球、篮球和体操的热身计划。

除了需要提到运动导向性热身以外，此处还必须提到几个现下流行的损伤预防热身计划，这些计划专注于减少前交叉韧带的损伤。在这些计划中，最常用的两个计划是圣莫·尼卡运动医学研究基金的PEP计划以及11+（原名为FIFA 11+）计划。尽管这是两个不同的计划，但它们的方法是类似的：这两个计划都需要20分钟左右来完成；这两个计划都包含了跑步、力量训练和快速伸缩复合训练；坚持进行这两个计划的运动员都可以有效减少损伤的发生。

PEP

预防损伤并增强表现（Prevent injury and Enhance Performance, PEP）计划是最早的预防前交叉韧带损伤的热身计划，它由全身热身、拉伸、力量训练、快速伸缩复合训练和针对相关运动的敏捷性训练组成，可以解决潜在的膝关节周围力量不足问题以及膝关节周围稳定肌的协调性不足问题（Silvers and Mandelbaum 2001, p.206）。这个计划最初是针对女性足球运动员的，但是这个计划中的活动和动作可以用于其他的体育项目，如篮球、排球和美式橄榄球（Herman et al., 2012; Noyes and Barber Westin, 2012; Pollard et al., 2017; Rodríguez et al., 2018）。

11+（原名为FIFA 11+）

11+已经是最流行的用于预防前交叉韧带损伤的计划之一。跟PEP类似，11+是主要针对足球运动的热身计划，并且被国际足球管理机构拥护，也就是国际足球联合会（Fédération Internationale de Football Association，FIFA）以及FIFA的研究机构：FIFA医学评估与研究中心（FIFA Medical Assessment and Research Centre, F-MARC）。但是，由于11+结合了跑步、力量训练、快速伸缩复合训练以及平衡训练，所以11+计划可以很好地减少前交叉韧带的损伤风险，并且建议运动员在所有的训练环节和比赛之前都使用11+进行热身（Al Attar et al., 2016; Barengo et al., 2014; Herman et al., 2012; Mayo et al., 2014; Rössler et al., 2019; Silvers-Granelli et al., 2015）。

运动导向性热身

在正式比赛或活动之前，完成全身热身和损伤预防热身之后，最后进行的就是运动导向性热身。这一环节中，热身动作就开始转换成运动员在运动过程中常用的动作，运动员甚至可以使用其中特定的动作直接进行练习（Young and Behm, 2002）。运动导向性热身会逐步增加运动强度，并为达到最佳神经肌肉表现而需要的特定的肌肉和动作进行准备（McArdle et al., 2014）。运动导向性热身会根据体育项目和活动的不同而不同。运动导向性热身环节中可以采用许多方法，示例如下。

- 冲刺：使用特定的技巧和动作模拟冲刺动作（如A字跃进、单次交换、三次交换），然后进行短距离的由慢到快的冲刺。
- 网球：包含了上下肢动作、双腿和单腿跳、10秒加速、10秒减速以及模拟变向（做2~3组，每组6~10次；完成需5分钟左右）（Fernandez-Fernandez et al., 2020）。
- 场上运动（如足球、篮球）：进行3次2分钟的场边小比赛，在每两次比赛之间进行1分钟的休息（Dello Iacono et al., 2021）。

柔韧性热身

通常来说，建议在热身运动中加入柔韧性训练。在第2章中就讨论过，柔韧性是描述关节活动度和相应关节周围组织延展性的词汇。最直接的增加运动员柔韧性的方法就是进行拉伸。拉伸的种类一共有3类。

1. 静态拉伸：静态拉伸是被动地保持一个姿势一段时间，一般来说是10~30秒。
2. 动态拉伸：有控制地在拉伸位置附近主动进行活动，在末端不进行拉伸姿势保持。
3. 弹震式拉伸：结合了静态拉伸和动态拉伸的拉伸方式。在进行弹震式拉伸时，会被动活动到关节活动度的末端，但同时也会有主动动作的产生（通常是弹跳动作）。

和第2章中提到的一样，拉伸（通常是静态拉伸，有时也包括动态拉伸）之后会在短时间内快速地减弱被拉伸部位的肌肉力量（Gremion, 2005; Opplert and Babault, 2018; Sá et al., 2015; Yamaguchi et al., 2006; Young and Behm, 2002）。据笔者所知，目前没有研究表明在进行一段时间的拉伸后，或者运动后再拉伸，是否会同样减弱肌肉力量。

如果运动员在热身阶段就表现出没有足够的支持进行相关运动的关节活动度或组织延展性，就必须使用拉伸的方法来达到一定的柔韧性。需要有极高柔韧性的运动员包括：体操运动员、芭蕾舞者和棒球投球手。其他有类似柔韧性要求的运动员也可以通过拉伸来获益。但如果运动员已经有了足够的参与相应体育项目的柔韧性，那么就不需要进行拉伸了，因为几乎没有研究支持使用静态拉伸或动态拉伸来预防损伤（Shrier, 1999; Witvrouw et al., 2004）。

尽管对很多运动员来说拉伸不是必需的，但我们必须承认以小组为单位的集体拉伸活动可以提供很好的团队建设机会。因此，建议在赛后进行拉伸，这样也不会对训练和比赛所需要的力量和爆发力造成不利影响。

弓步前进

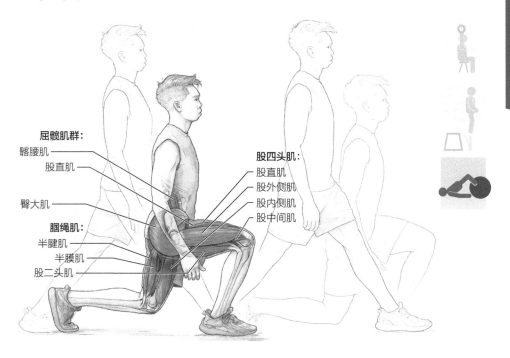

屈髋肌群：
髂腰肌
股直肌

臀大肌

腘绳肌：
半腱肌
半膜肌
股二头肌

股四头肌：
股直肌
股外侧肌
股内侧肌
股中间肌

热身

动作指导

1. 左脚放平，右脚向前跨一大步。

2. 通过缓慢屈曲右侧髋关节和膝关节来降低身体高度，左脚足跟缓慢抬起，直至前脚掌着地。

3. 注意：如第8章中所描述的那样，右侧膝关节应该与第二和第三足趾位于一条直线上（不要太靠内，也不要太靠外），并且膝盖可以向前超过足趾。身体重心需要位于两腿之间，并且需挺直躯干，躯干与地面垂直。

4. 通过伸右侧的髋关节和膝关节来推动身体向上并向前活动。

5. 立即抬起左脚，并向前跨一大步，然后重复上述动作。

锻炼的肌肉

主要肌肉：臀大肌、腘绳肌（半腱肌、半膜肌、股二头肌）、髂腰肌、股四头肌（股直肌、股外侧肌、股内侧肌、股中间肌）。

次要肌肉：无。

189

燕式腘绳肌拉伸

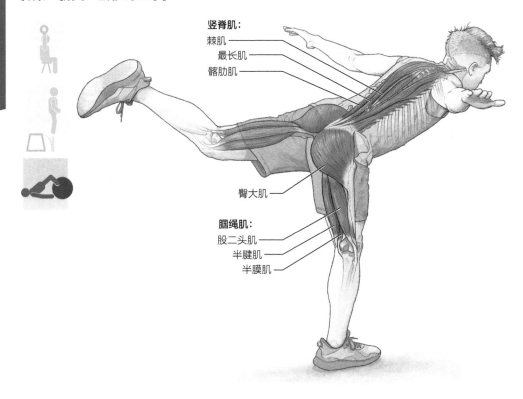

竖脊肌：
棘肌
最长肌
髂肋肌

臀大肌

腘绳肌：
股二头肌
半腱肌
半膜肌

动作指导

1. 向外打开双臂（肩关节外展90°）并保持，然后向前俯身，左脚向后探并向后抬起。

2. 注意：身体不要向两侧靠（即骨盆和肩关节应处于同一平面）。上身应尽可能与地面平行，并且需要感受到右侧腘绳肌的拉伸。

3. 左脚放回地面，身体回到直立位。

4. 立即在对侧重复上述动作。

锻炼的肌肉

主要肌肉：腘绳肌（半腱肌、半膜肌、股二头肌）、臀大肌、竖脊肌（髂肋肌、最长肌、棘肌）。

次要肌肉：无。

单腿台阶弹跳

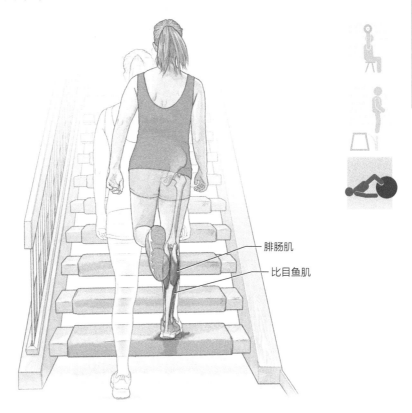

腓肠肌

比目鱼肌

动作指导

1. 站在台阶上，左脚向后退一级台阶。

2. 当左脚接触到下方的一级台阶或地面时，立即爆发式向上、向前移动两级台阶。

3. 右脚向上、向前移动一级台阶。

4. 在规定的距离或台阶数内重复以上动作。

5. 注意：像第135页中图8.4描述的那样，在着地时，膝关节需要与第二和第三足趾位于一条直线上（不要太靠内，也不要太靠外）。

锻炼的肌肉

主要肌肉：腓肠肌、比目鱼肌、股四头肌（股直肌、股外侧肌、股内侧肌、股中间肌）、臀大肌。

次要肌肉：无。

小步横跳

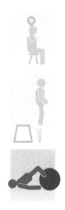

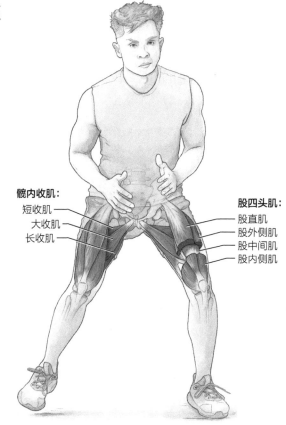

髋内收肌：
短收肌
大收肌
长收肌

股四头肌：
股直肌
股外侧肌
股中间肌
股内侧肌

动作指导

1. 站立位，双脚宽于髋关节，通过屈膝来降低髋关节高度。

2. 用右脚来蹬离地面，向左侧运动。

3. 在双脚不交叉、触碰的前提下，先左脚着地，再右脚着地，然后立即再用右脚重复动作。

4. 持续横跳一段距离。

5. 注意：这个动作应该像在地上滑动，而不是在跳跃。

锻炼的肌肉

主要肌肉：髋内收肌（长收肌、大收肌、短收肌）、髋外展肌、股四头肌（股直肌、股外侧肌、股内侧肌、股中间肌）。

次要肌肉：无。

翻脚跳

动作指导

1. 左腿抬起位于身前，用右腿向前跳跃。

2. 左脚着地然后快速回弹并向前跳跃，尽可能多地减少触地时间并将传到接触面的力最大化。

3. 注意：除了需要尽可能多地减少触地时间，翻脚跳的重点是要最小化屈膝角度并保持踝关节背屈。这项运动本质上是跑跳或弹跳运动，专注于利用下肢（通常是踝关节）的弹性来进行下身与地面之间的回弹动作。

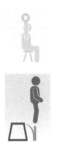

热身

锻炼的肌肉

主要肌肉：腓肠肌、比目鱼肌。

次要肌肉：无。

193

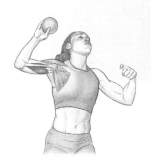

第11章

制定运动损伤预防计划

有效的预防损伤计划与提高运动表现的训练计划的设计有一定的相似性，如两者都包含力量、爆发力和有氧耐力训练。就像常规训练计划一样，损伤预防计划需要对关键变量进行控制，从而使得机体适应所面临的冲击、改善上述指标并最终减少运动损伤风险。

损伤预防的主要步骤

当我们需要设计一个计划来降低运动损伤风险时，其中的关键点与常规的训练计划有些许不同。两者的设计方式都起自需求分析、动作选择、训练频率设置、训练负荷和重复次数（也称训练强度）设置以及训练量设置。对于设计一个计划去降低损伤风险，最佳的动作顺序和组间休息时间并不明确。所以这两个变量没有被纳入计划。但是一个新的变量（计划时长）在计划设计的考虑范畴内。因此，损伤预防计划设计的重点包含以下5个步骤：

1. 需求分析；
2. 动作选择；
3. 训练频率设置；
4. 训练时机安排；
5. 训练强度和训练量设置。

此外，我们还需要注意3个训练原则：特异性、超负荷以及渐进性。首先，正如第2章所述，训练必须针对运动员运动中的常见动作。所以，这个计划必须同时针对运动员想要进行损伤预防的身体区域或结构，并且需要考虑该运动员的运动损伤史。其次，这个计划必须通过给予足够的刺激来挑战运动员（如通过加大负重、加快运动速度来达到超负荷）。最后，这个计划必须在深思熟虑后，通过调整训练变量来逐步且恰当地使训练慢慢变得困难（也就是进行运动进阶）。

在本章中，为了有效地减少损伤风险，我们将简短地回顾5个必须注意的关键步骤。每一个步骤都将被展开讨论，并且通过前交叉韧带损伤预防计划来逐一举例说明。

第1步：需求分析

当设计一个减少损伤风险的计划时，评估运动员的损伤预防需求是至关重要的。为了达到这个目的，我们就需要进行需求分析，主要包括以下几方面（表11.1）。

- 运动和解剖评估。每一个运动项目及同一个运动项目中的不同位置都具有其独一无二的生物力学要求和生理要求，因此，各自的损伤风险也是独一无二的。同样，每一个解剖结构都是与其特定的动作、稳定性和功能需求相吻合的。运动和解剖评估的目的是鉴定出这些需求（如肌力、肌肉附着点、肌肉收缩方式、肌肉收缩速度、减速、变向以及关节结构）。

- 运动损伤史。运动损伤史是再次损伤和后续损伤的最大风险因素之一。再次损伤是指一次损伤后，在同一结构处发生相同损伤的情况。例如，运动员发生了踝扭伤，3个月后在同一处脚踝再次发生了扭伤。后续损伤指的是在最初发生损伤后，发生了另外的损伤的情况。例如，运动员发生了踝扭伤，然后在对侧的脚踝或者其他相邻足趾结构处发生了损伤。掌握运动员的损伤史有助于指导计划的制定，以解决常见的再次损伤和后续损伤。

- 目标及背景。每一位运动员都有各自不同的背景，所以其基本训练和损伤预防训练的目标也不尽相同。需求分析的这一部分能够使损伤预防计划之间存在一定的灵活度。

表11.1 前交叉韧带损伤预防计划：需求分析

运动和解剖评估	运动损伤史	目标及背景
前交叉韧带从股骨走行至胫骨，对抗胫骨在股骨上的向前的剪切力 **力线风险因素** 跳起后着地时，小幅度屈膝合并大幅度动态膝外翻会增加前交叉韧带损伤的风险 **生物力学风险因素** 膝关节负荷的增加会增加前交叉韧带损伤的风险（Hewett et al., 2005; Myer et al., 2008, 2011; Paterno et al., 2010; Quatman and Hewett, 2009） **肌力** 腘绳肌和髋外展肌的肌力薄弱会增加前交叉韧带损伤的风险（Ford et al., 2008; Khayambashi et al., 2016; Knapik et al., 1991; Myer et al., 2004, 2008; Söderman et al., 2001; Withrow et al., 2008） 如果存在前交叉韧带损伤史，股四头肌肌力薄弱会增加前交叉韧带损伤风险，并且与膝关节骨性关节炎的发生有关	前交叉韧带损伤史会增加同一条前交叉韧带再次损伤的风险，并且会增加同侧膝关节前交叉韧带或其他组织结构的后续损伤风险，以及对侧膝关节的组织结构的后续损伤风险	制定计划的目标是改善下肢的力线，具体地说，是在着地和变向时最大化屈膝能力以及最小化动态膝外翻。另外，提升腘绳肌和髋外展肌的肌力可以减少未发生过前交叉韧带损伤的运动员的损伤风险。提升股四头肌的肌力对有前交叉韧带损伤史的运动员来说至关重要

第2步：动作选择

在这一步，我们将确定运动模式。如第2章中提到过的，运动模式指的是动作的类型。第2章中提到过的运动模式有：力量训练、快速伸缩复合训练、速度和敏捷性训练、柔韧性训练和有氧耐力训练。后三者在这里统称为"特殊训练"，特殊训练是针对特定的体育项目或运动损伤的训练。本书的训练计划会着重于这些运动模式。目前没有专门的研究表示一个损伤预防计划中需要涵盖多少运动模式。总的来说，建议一个损伤预防计划包括4~6个力量训练动作、3~4个快速伸缩复合训练动作以及最多4个特殊训练动作，但这也取决于所处的赛季时间（表11.2）。

表11.2　前交叉韧带损伤预防计划：动作选择

力量训练动作	快速伸缩复合训练动作	特殊训练动作
深蹲	落地跳跃	跑步
单腿深蹲（及其变式）	落地跳跃至跳箱	减速运动
弓步前行	立定跳转单腿着地	
侧弓步	单腿垂直跳跃	
北欧腘绳肌屈曲		
罗马尼亚硬拉		
侧身平板		

第3步：训练频率设置

训练频率指的是每周进行损伤预防训练的次数。一般训练的频率会根据所处的赛季时间来进行调整，同样，损伤预防计划的训练频率也需要根据赛季时间进行调整。每一个赛季都有赛季前、赛季中和赛季后3个部分，每个部分都有其专门的目标和训练频率（表11.3）。赛季前的目标是在赛季前做好准备，以在正式比赛开始前最大限度地提升运动表现。一般来说，赛季前的预备性体能训练有两个重要的好处：减少整体的损伤风险并提高运动表现（Myer et al., 2005, 2007; Myer, Ford, Brent et al., 2006; Myer, Ford, McLean et al., 2006）。

尽管在赛季中进行损伤预防训练很方便，但其实赛季中的损伤预防计划能采用的策略有限。在这一阶段，通常训练都是以较低的强度进行，并且训练仅仅是为了保持在赛季前训练中得到的训练效果。

因为肌力、爆发力和对压力源的耐受力对损伤预防相当重要，所以，赛季后是提升体能的最佳时机，这一时期的训练强度会高于赛季前和赛季中的训练强度。但实际情况是，协调赛季后的日程与损伤预防训练的日程具有一定难度，而我们也依旧坚持要在进行力量、爆发力和耐力训练的同时注意运动技巧。每个运动年的赛季都至关重要，在多个赛季中涵盖损伤预防计划对改善生物力学和减少损伤有极大的正面影响（Gilchrist et al., 2008; Klugman et al., 2011; Myer GD, Stroube BW, DiCesare CA et al., 2013; Stroube et al., 2013）。

表11.3　前交叉韧带损伤预防计划：训练频率设置

赛季时间	每周训练次数
赛季前	3
赛季中	2
赛季后	4

第4步：训练时机安排

损伤预防计划的训练时机指的是在一般训练计划的哪个阶段加入损伤预防计划。损伤预防内容可以放在练习前、比赛前、练习后，甚至是作为一个单独的板块来执行。训练时机的确定常常取决于便利性以及损伤预防的动作将如何影响比赛或其他训练的质量。做完损伤预防动作之后，运动员应该有足够的时间恢复，这样才不会太疲劳以至于不能参加后续的训练或比赛。安排损伤预防计划的方法有很多，但最好的方式还是将损伤预防计划的内容和其他训练（热身训练）结合在一起或者作为单独的板块来执行（表11.4）。

大部分的损伤预防计划都会和训练的其他部分结合起来。执行的时候，一般都会在正式训练或比赛前做损伤预防动作。用这种方式安排损伤预防计划具有一定的便利性，并且也可以提高运动员的依从性（Sugimoto et al., 2012）。这个方式也是本书所推崇的，并且已经在第10章中说明了如何进行。另外一种安排损伤预防计划的方法是安排在其他训练板块之后（Potach et al., 2018）。这种方法不但具有便利性，并且会有一些其他的好处，主要是因为在疲劳状态下进行减速、着地和变向训练是损伤预防计划的重要部分。另外，在完成其他训练板块之后做着重于身体对位对线的损伤预防动作会有额外的好处，但这不可在所有训练板块做。

同样的，在赛季后将损伤预防动作作为单独的训练板块也是一个不错的选择。这种方式可以让运动员更好地提升力量、爆发力和对冲击的耐受力，从而更好地适应后续压力源（Augustsson, 2013）。但是，采用这种方式最主要的考虑还是出于依从性（Dix et al., 2020; Sugimoto et al., 2012）问题，并且，这种安排方式可以让运动员专注在正确的运动方式和动作数量上，从而减少损伤风险（Sugimoto et al., 2012, 2015; Sugimoto, Myer, Barber-Foss et al., 2014; Sugimoto, Myer, Bush et al., 2014）。

表11.4　前交叉韧带损伤预防计划：训练时机安排

赛季时间	训练时机安排
赛季前和赛季中	作为热身的一部分在练习环节开始前进行损伤预防训练
赛季后	单独进行损伤预防训练

第5步：训练强度和训练量设置

训练强度指的是特定的某个动作或某组动作的难度，常用负荷或复杂度来衡量。训练强度是损伤预防计划中最重要的部分之一。为了达到期望的适应性改变，每个计划都需要达到超负荷的程度，并且需要进阶。训练强度必须进阶的原因是避免力量增加和运动控制强化进入平台期（Augustsson, 2013）。达到足够的训练负荷（大于80%1RM）时，大部分人都可在6周内达到增强肌力和爆发力的目标（Goodwill et al., 2012; Oliveira et al., 2013; Weier et al., 2012）。

另一个增加训练强度的方式是改变动作的复杂度和新颖度。在损伤预防训练的早期，通过增加动作的复杂度，运动员就足以获得足够的挑战性来达到训练目标。相对于专注在肌力和爆发力的增益上，专注在动作的难度上需要对动作本身进行更多地研究和探索。另外，由于动作技巧和动作力线是许多损伤的风险因素，所以，在训练过程中也需要考虑这些因素。

训练量是运动员在每个训练环节中需要考虑的因素，并且评判训练量的方法有多种。计算训练量的时候需要考虑负荷情况，但在本书中，训练量指的是每个损伤预防板块所包含的所有动作的总的重复次数（表11.5；Fleck and Kraemer, 2014; McBride et al., 2009; O'Bryant et al., 1988）。在某种程度上，运动量和运动反应之间成反向变动关系：神经肌肉训练的量越高，损伤的风险就越低（Sugimoto et al., 2015; Sugimoto, Myer, Barber-Foss et al., 2014）。事实上，相对于15分钟（甚至更短）时长的损伤预防计划，30分钟时长的损伤预防计划可以减少26%的前交叉韧带损伤概率（Sugimoto, Myer, Barber-Foss et al., 2014）。每周30分钟的训练量是一个相对低的量，而且，损伤预防训练每周应进行至少30分钟（Sugimoto et al., 2015）。

表11.5 前交叉韧带损伤预防计划：训练强度和训练量设置

赛季时间	力量训练动作	快速伸缩复合训练动作	特殊训练动作
赛季前	4个动作 每个2组，每组8次	2个动作 每个2组，每组10次	2个动作 每个2组，每组10次
赛季中	3个动作 每个1组，每组6次	2个动作 每个1组，每组10次	2个动作 每个2组，每组10次
赛季后	6个动作 每个2组，每组10次	4个动作 每个2~3组，每组10次	—

计划样例

接下来，本章会给出两个损伤预防计划的完整样例。其中一个是针对特定的体育项目（足球；表11.6~表11.8）的，另一个是针对特定的组织结构（腘绳肌；表11.9~表11.11）的。这两个样例的格式是相同的，并且，这两个样例一个是中级难度的计划，一个是高阶难度的计划。这两个计划之间存在相同的部分，同时，这两个计划存在各自的特色。在设计损伤预防计划时，我们应该遵守本章中列出的各个步骤，这样能使设计出的计划满足团队和运动员的需求，并且可以保护他们想要保护的组织结构。

足球损伤预防

这个足球损伤预防计划是一个中级难度的计划，包含力量训练、快速伸缩复合训练、特殊训练和热身环节。这个计划可以在一年中任何时期使用，使用时需要改动的内容主要是训练量和训练频率。

表11.6 足球损伤预防计划：热身

动作	组数	重复次数/距离	页数
弓步前进	1	10	189
燕式腘绳肌拉伸	1	10	190
单腿深蹲（闭眼）	1	10	112
翻脚跳	2	30米	193
单腿台阶弹跳	2	6	191
小步横跳	2	30米	192
踝跳	2	10	166
冲刺（以最大速度的50%）	6	30米	—

表11.7 足球损伤预防计划：第一天

运动类型	动作	组数	重复次数	负荷	页数
快速伸缩复合训练	落地跳跃	2	10	18英寸（约46厘米）	143
	立定跳接垂直跳	2	10	BWT	151
	单腿垂直跳跃	2	10	BWT	145
	立定跳转单腿着地	2	10	BWT	150
力量训练与特殊训练	深蹲	3	8	50% BWT	110
	侧弓步	2	10		99
	单腿罗马尼亚硬拉	3	8	25% BWT	121
	徒手抗阻离心髋关节外展	2	10		94
	侧卧位髋关节外展	2	15		92
	提踵	2	15		164

注：BWT指自重，50%BWT指自重的50%，25%BWT指自重的25%。

表11.8 足球损伤预防计划：第二天

运动类型	动作	组数	重复次数	负荷	页数
快速伸缩复合训练	落地跳跃并90°转体	2	10	18英寸（约46厘米）	144
	单腿侧向跳跃（下肢对位对线）	1	10	BWT	146
	单腿蹬跃	2	10	BWT	113
	侧向跨栏跳	2	10	BWT	147
力量训练与特殊训练	单腿深蹲	2	10	4磅（约2千克）	112
	硬拉	2	8	50% BWT	72
	瑜伽球股二头肌屈膝+单腿长凳臀桥	3	10	BWT	138和97
	侧身平板	2	10	BWT	74
	北欧腘绳肌屈曲	2	10	BWT	117
	抗阻屈髋	2	10	弹力带	125
	弹力带内翻（慢速和快速）	2	15	弹力带	172
	弹力带外翻（慢速和快速）	2	15	弹力带	176

注：BWT指自重，50%BWT指自重的50%。

腘绳肌损伤预防

此处的腘绳肌损伤预防计划属于高阶计划，包含快速伸缩复合训练、力量训练、特殊训练和热身环节。

表11.9 腘绳肌损伤预防计划：热身

动作	组数	重复次数/距离	页数
弓步前进	1	10	189
燕式腘绳肌拉伸	1	10	190
单腿深蹲（闭眼）	1	10	112
快速跃进	2	30米	169
翻脚跳	2	30米	193
小步横跳	2	30米	192
踝跳	2	10	166

表11.10 腘绳肌损伤预防计划：第一天

运动类型	动作	组数	重复次数	负荷	页数
快速伸缩复合训练	跳跃落地	2	10	24英寸（约61厘米）	142
	派克跳跃	2	10	BWT	122
	前向单腿蹬跃	2	10	18英寸（约46厘米）	114
	快速伸缩复合反向长凳臀桥	2	10	BWT	116
力量训练与特殊训练	深蹲	2	8	8RM	110
	侧弓步	2	10	BWT	99
	罗马尼亚硬拉	2	10	25% BWT	120
	瑜伽球股二头肌屈膝＋单腿长凳臀桥	2	10	BWT	138和97
	提踵	2	15	BWT	164
	北欧腘绳肌屈曲	2	10	BWT	117

注：1. BWT指自重，25%BWT指自重的25%；
2. 8RM指的是训练者最多可以进行8次重复动作的负重。

表11.11　腘绳肌损伤预防计划：第二天

运动类型	动作	组数	重复次数/ 距离	负荷	页数
快速伸缩复 合训练	落地跳跃	2	10	18英寸（约46厘米）	143
	轮替分腿蹲跳	2	10	BWT	101
	冲刺	1	6	30米	—
力量训练与 特殊训练	单腿深蹲	2	10	4磅（约2千克）	112
	硬拉	2	8	50% BWT	72
	足跟走	2	60英尺（约 18米）	BWT	174
	弹力带跖屈内翻	2	15	弹力带	173
	瑜伽球股二头肌 屈膝	3	10	BWT	138
	提踵	2	15	BWT	164

注：BWT指自重，50%BWT指自重的50%。

　　想要预防所有的损伤是不切实际的，但是通过遵守本书中提到的损伤预防的原则、理解解剖知识以及理解常见的损伤，我们可以尽可能地减少损伤风险。本章中给出的样例应该作为读者制定自己的损伤预防计划的参考。其中最关键的一点是读者应保证自己的损伤预防计划在整个运动年中保持一致性，换句话说，需要保证自己制定的计划在日常训练、练习和比赛中保持连贯、一致。

参考文献

Al Attar WS, Soomro N, Pappas E, Sinclair PJ, Sanders RH.How effective are F-MARC injury prevention programs for soccer players? A systematic review and meta-analysis. *Sports Med.* 2016; 46: 205–217.

Al Attar WA, Soomro N, Sinclair PJ, Pappas E, Sanders RH. Effect of injury prevention programs that include the nordic hamstring exercise on hamstring injury rates in soccer players: A systematic review and meta-analysis. *Sports Med.* 2017; 47(5): 907–916.

Aranda Y, Munuera PV. Plantar fasciitis and its relationship with hallux limitus. *J Am Podiatr Med Assoc.* 2014 May; 104(3): 263–268.

Archbold, P., and G. Mezzadri. Iliotibial band syndrome. *Surgery of the Knee* 2014; 127–130.

Ardern CL, Ekås GR, Grindem H, et al. Prevention, diagnosis and management of paediatric ACL injuries. *Br J Sports Med.* 2018; 52(20): 1297–1298.

Ardern CL, Taylor NF, Feller JA, Webster KE. Fifty-five percent return to competitive sport following anterior cruciate ligament reconstruction surgery: An updated systematic review and meta-analysis including aspects of physical functioning and contextual factors. *Br J Sports Med.* 2014; 48(21): 1543–1552.

Asmussen E, Bonde-Petersen F, Jorgensen K. Mechano-elastic properties of human muscles at different temperatures. *Acta Physiol Scand.* 1976 Jan; 96(1): 83–93.

Augustsson J. Documentation of strength training for research purposes after ACL reconstruction. *Knee Surg Sports Traumatol Arthrosc.* 2013 Aug; 21(8): 1849–1855.

Ayala F, López-Valenciano A, Gámez Martín JA, et al. A preventive model for hamstring injuries in professional soccer: Learning algorithms. *Int J Sports Med.* 2019 May; 40(5): 344–353.

Barengo NC, Meneses-Echávez JF, Ramírez-Vélez R, Cohen DD, Tovar G, Bautista JE. The impact of the FIFA 11+ training program on injury prevention in football players: a systematic review. *Int J Environ Res Public Health.* 2014; 11: 11986–12000.

Bates NA, Ford KR, Myer GD, Hewett TE. Impact differences in ground reaction force and center of mass between the first and second landing phases of a drop vertical jump and their implications for injury risk assessment. *J Biomech.* 2013; 46(7): 1237–1241.

Bergh U, Ekblom B. Influence of muscle temperature on maximal muscle strength and power output in human skeletal muscles. *Acta Physiol Scand.* 1979 Sep; 107(1): 33–37.

Bishop D. Warm up I: potential mechanisms and the effects of passive warm up on exercise performance. *Sports Med.* 2003; 33(6): 439–454.

Bourne MN, Duhig SJ, Timmins RG, et al. Impact of the Nordic hamstring and hip extension exercises on hamstring architecture and morphology: implications for injury prevention. *Br J*

Sports Med. 2017; 51: 469–477.

Brooks JH, Fuller CW, Kemp SP, et al. Incidence, risk, and prevention of hamstring muscle injuries in professional rugby union. *Am J Sports Med.* 2006 Aug; 34(8): 1297–1306.

Butterfield TA, Herzog W. Quantification of muscle fiber strain during in vivo repetitive stretch-shortening cycles. *J Appl Physiol.* 2005; 99: 593–602.

Cameron KL, Thompson BS, Peck KY, Owens BD, Marshall SW, Svoboda SJ. Normative values for the KOOS and WOMAC in a young athletic population: History of knee ligament injury is associated with lower scores. *Am J Sports Med.* 2013; 41(3): 582–589.

Cherni Y, Jlid MC, Mehrez H, et al. Eight Weeks of Plyometric Training Improves Ability to Change Direction and Dynamic Postural Control in Female Basketball Players. *Front Physiol.* 2019; 10: 726. Published 2019 Jun 13.

Collins JD, Almonroeder TG, Ebersole KT, O'Connor KM. The effects of fatigue and anticipation on the mechanics of the knee during cutting in female athletes. *Clin Biomech* (Bristol, Avon). 2016; 35: 62–67.

Crossley KM, Patterson BE, Culvenor AG, Bruder AM, Mosler AB, Mentiplay BF. Making football safer for women: a systematic review and meta-analysis of injury prevention programmes in 11 773 female football (soccer) players. *Br J Sports Med.* 2020 Sep; 54(18): 1089–1098.

Darrall-Jones J, Roe G, Cremen E, Jones, B. Can team-sport athletes accurately run at submaximal sprinting speeds? implications for rehabilitation and warm-up protocols. *J Strength Cond Res.* 2021 Jan.

de Jonge S, van den Berg C, de Vos RJ, van der Heide HL, Weir A, Verhaar JN, Bierma-Zeinstra SA, Tol, JL. Incidence of midportion Achilles tendinopathy in the general population. *Br J Sports Med.* 2011; 45(13): 1026–1028.

Dello Iacono A, Vigotsky A, Laver L, Halperin I. Beneficial effects of small-sided games as a conclusive part of warm-up routines in young elite handball players. *J Strength Cond Res.* 2021 Jun; 35(6): 1724–1731.

deVries HA, Housh TJ. *Physiology of exercise for physical education, athletics and exercise science.* 5th ed. Brown; 1995.

Dickin DC, Johann E, Wang H, Popp JK. Combined effects of drop height and fatigue on landing mechanics in active females. *J Appl Biomech.* 2015; 31(4): 237–243.

Dix C, Logerstedt D, Arundale A, Snyder-Mackler L. Perceived barriers to implementation of injury prevention programs among collegiate women's soccer coaches. *J Sci Med Sport.* 2021 Apr; 24(4): 352–356.

Draghi F, Bortolotto C, Ferrozzi G. Soleus strain: an underestimated injury? *J Ultrasound.*

Drezner J, Ulager J, Sennett MD. Hamstring muscle injuries in track and field athletes: A 3-year study at the Penn Relay Carnival [abstract]. *Clin J Sport Med.* 2005; 15(5): 386.

Ekstrand J, Hägglund M, Waldén M. Injury incidence and injury patterns in professional football – the UEFA injury study, 2010 May 29. *Br J Sports Med.*

Enoka, RM. *Neuromechanics of Human Movement.* 5th ed. Human Kinetics; 2015.

Fairclough J, Hayashi K, Toumi H, et al. Is iliotibial band syndrome really a friction syndrome? *J Sci Med Sport*. 2007; 10(2): 74–78.

Feeley BT, Kennelly S, Barnes RP, et al. Epidemiology of National Football League training camp injuries from 1998 to 2007. *Am J Sports Med*. 2008 Aug; 36(8): 1597–1603.

Fernandez-Fernandez J, García-Tormo V, Santos-Rosa FJ, et al. The effect of a neuromuscular vs. dynamic warm-up on physical performance in young tennis players. *J Strength Cond Res*. 2020 Oct; 34(10): 2776–2784.

Finch CF, Twomey DM, Fortington LV, et al. Preventing Australian football injuries with a targeted neuromuscular control exercise programme: comparative injury rates from a training intervention delivered in a clustered randomised controlled trial. *Inj Prev*. 2016 Apr; 22(2): 123–128.

Fleck S, Kraemer W. *Designing Resistance Training Programs*. 4th ed. Human Kinetics; 2014: 1–62, 179–296.

Fong DT, Hong Y, Chan LK, Yung PS, Chan KM. A systematic review on ankle injury and ankle sprain in sports. *Sports Med*. 2007; 37(1): 73–94.

Ford K, Myer G, Schmitt L, van den Bogert A, Hewett, T. Effect of drop height on lower extremity biomechanical measures in female athletes. *Med Sci Sports Exerc*. 2008; 40: S80.

Fradkin AJ, Gabbe BJ, Cameron PA. Does warming up prevent injury in sport? the evidence from randomised controlled trials? *J Sci Med Sport*. 2006 Jun; 9(3): 214–220.

Fradkin AJ, Zazryn TR, Smoliga JM. Effects of warming-up on physical performance: a systematic review with meta-analysis. *J Strength Cond Res*. 2010 Jan; 24(1): 140–148.

Frank BS, Gilsdorf CM, Goerger BM, Prentice WE, Padua DA. Neuromuscular fatigue alters postural control and sagittal plane hip biomechanics in active females with anterior cruciate ligament reconstruction. *Sports Health*. 2014; 6(4): 301–308.

Freckleton G, Cook J, Pizzari T. The predictive validity of a single leg bridge test for hamstring injuries in Australian Rules football players. *Br J Sports Med*. 2014; 48: 713–717.

Fuller M, Moyle GM, Minett GM. Injuries across a pre-professional ballet and contemporary dance tertiary training program: A retrospective cohort study. *J Sci Med Sport*. 2020; 23(12): 1166–1171.

Gabbett TJ, Hulin B, Blanch P, Chapman P, Bailey D. To couple or not to couple? For acute: chronic workload ratios and injury risk, does it really matter? *Int J Sports Med*. 2019; 40(9): 597–600.

Gil MH, Neiva HP, Alves AR, et al. The effect of warm-up running technique on sprint performance. *J Strength Cond Res*.

Gilchrist, J, Mandelbaum BR, Melancon H, et al. A randomized controlled trial to prevent noncontact anterior cruciate ligament injury in female collegiate soccer players. *Am J Sports Med*. 2008; 36: 1476–1483.

Goel R, Abzug JM. de Quervain's tenosynovitis: a review of the rehabilitative options. *Hand* (N Y). 2015 Mar; 10(1): 1–5.

Goodwill AM, Pearce AJ, Kidgell DJ. Corticomotor plasticity following unilateral strength training. *Muscle Nerve*. 2012 Sep; 46(3): 384–393.

Goossens L, Witvrouw E, Vanden Bossche L, et al. Lower eccentric hamstring strength and single leg hop for distance predict hamstring injury in PETE students. *Eur J Sport Sci* 2015; 15: 436–442.

Green B, Bourne MN, van Dyk N, Pizzari T. Recalibrating the risk of hamstring strain injury (HSI): A 2020 systematic review and meta-analysis of risk factors for index and recurrent hamstring strain injury in sport. *Br J Sports Med*. 2020; 54(18): 1081–1088.

Gremion G. Les exercices d'étirement dans la pratique sportive ont-ils encore leur raison d'être? Une revue de la litt é rature [Is stretching for sports performance still useful? A review of the literature]. *Rev Med Suisse*. 2005; 1(28): 1830–1834.

Grindstaff TL, Potach, DH. Prevention of common wrestling injuries. *Strength Cond J*. 2006 Aug; 28(4): 20–28.

Harwin JR, Richardson ML. "Tennis leg": gastrocnemius injury is a far more common cause than plantaris rupture. *Radiol Case Rep*. 2016; 12(1): 120–123.

Heiser TM, Weber J, Sullivan G, et al. Prophylaxis and management of hamstring muscle injuries in intercollegiate football players. *Am J Sports Med*. 1984 Sep–Oct; 12(5): 368–370.

Herman K, Barton C, Malliaras P, Morrissey D. The effectiveness of neuromuscular warm-up strategies, that require no additional equipment, for preventing lower limb injuries during sports participation: a systematic review. *BMC Med*. 2012; 10: 75. Published 2012 Jul 19.

Hewett TE, Myer GD, Ford KR, et al. Biomechanical measures of neuromuscular control and valgus loading of the knee predict anterior cruciate ligament injury risk in female athletes: a prospective study. *Am J Sports Med*. 2005; 33(4): 492–501.

Hewett TE, Ford KR, Myer GD. Anterior cruciate ligament injuries in female athletes: Part 2, a meta-analysis of neuromuscular interventions aimed at injury prevention. *Am J Sports Med*. 2006; 34(3): 490–498.

Higashihara A, Nagano Y, Ono T, et al. Differences in hamstring activation characteristics between the acceleration and maximum-speed phases of sprinting. *J Sports Sci*. 2018; 36: 1313–1318.

Hiller CE, Nightingale EJ, Raymond J, et al. Prevalence and impact of chronic musculoskeletal ankle disorders in the community. *Arch Phys Med Rehabil*. 2012; 93(10): 1801–1807.

Hoffman J. *Physiological Aspects of Sport Training and Performance*. Human Kinetics; 2002.

Huang YL, Jung J, Mulligan CMS, Oh J, Norcross MF. A majority of anterior cruciate ligament injuries can be Prevented by injury prevention programs: a systematic review of randomized controlled trials and cluster-randomized controlled trials with meta-analysis. *Am J Sports Med*. 2020 May; 48(6): 1505–1515.

Hutchinson LA, Lichtwark GA, Willy RW, Kelly LA. The iliotibial band: A complex structure with versatile functions. *Sports Med*. 2022.

Johansson F, Cools A, Gabbett T, Fernandez-Fernandez J, Skillgate E. Association between spikes in external training load and shoulder injuries in competitive adolescent tennis players: The SMASH cohort study. *Sports Health*. 2022; 14(1): 103–110.

Jones RI, Ryan B, Todd AI. Muscle fatigue induced by a soccer match-play simulation in amateur Black South African players. *J Sports Sci*. 2015; 33(12): 1305–1311.

Khayambashi K, Ghoddosi N, Straub RK, Powers CM. Hip muscle strength predicts noncontact anterior cruciate ligament injury in male and female athletes: a prospective study. *Am J Sports Med*. 2016 Feb; 44(2): 355–361.

Klugman MF, Brent JL, Myer GD, Ford KR, Hewett TE. Does an in-season only neuromuscular training protocol reduce deficits quantified by the tuck jump assessment? *Clin Sports Med*. 2011; 30: 825–840.

Knapik JJ, Bauman CL, Jones BH, Harris JM, Vaughan L. Preseason strength and flexibility imbalances associated with athletic injuries in female collegiate athletes. *Am J Sports Med*. 1991; 19: 76–81.

Kongsgaard M, Aagaard P, Roikjaer S, Olsen D, Jensen M, Langberg H. Decline eccentric squats increases patellar tendon loading compared to standard eccentric squats. *Clin Biomech* (Bristol, Avon). 2006; 21: 748–754.

Kumagai K, Abe T, Brechue WF, Ryushi T, Takano S, Mizuno M. Sprint performance is related to muscle fascicle length in male 100-m sprinters. *J Appl Physiol* (1985). 2000; 88(3): 811–816.

Landorf KB, Kaminski MR, Munteanu SE, Zammit GV, Menz HB. Clinical measures of foot posture and ankle joint dorsiflexion do not differ in adults with and without plantar heel pain. *Sci Rep*. 2021 Mar 19; 11(1): 6451.

Markolf KL, Burchfield DM, Shapiro MM, Shepard MF, Finerman GA, Slauterbeck JL. Combined knee loading states that generate high anterior cruciate ligament forces. *J Orthop Res*. 1995; 13(6): 930–935.

Martinez JC, Mazerolle SM, Denegar CR, et al. Female adolescent athletes' attitudes and perspectives on injury prevention programs. *J Sci Med Sport*. 2017; 20(2): 146–151.

Marušič J, Vatovec R, Markovič G, Šarabon N. Effects of eccentric training at long-muscle length on architectural and functional characteristics of the hamstrings. *Scand J Med Sci Sports*. 2020 Nov; 30(11): 2130–2142.

Mawson R, Creech MJ, Peterson DC et al. Lower limb injury prevention programs in youth soccer: a survey of coach knowledge, usage, and barriers. *J Exp Orthop*. 2018; 5: 43.

Mayo M, Seijas R, Alvarez P. Structured neuromuscular warm-up for injury prevention in young elite football players. *Rev Esp Cir Ortop Traumatol*. 2014; 58: 336–342.

McArdle WD, Katch FI, Katch VL. *Exercise Physiology: Nutrition, Energy, and Human Performance*. 8th ed. LWW; 2014.

McBride JM, McCaulley GO, Cormie P, Nuzzo JL, Cavill MJ, Triplett NT. Comparison of methods to quantify volume during resistance exercise. *J Strength Cond Res*. 2009 Jan; 23(1): 106–110.

McGowan CJ, Pyne DB, Thompson KG, Rattray B. Warm-up strategies for sport and exercise: Mechanisms and applications. *Sports Med*. 2015; 45: 1523–1546.

Mendiguchia J, Conceição F, Edouard P, et al. Sprint versus isolated eccentric training: comparative effects on hamstring architecture and performance in soccer players. *PLoS One*. 2020 Feb 11.

Miranda DL, Fadale PD, Hulstyn MJ, Shalvoy RM, Machan JT, Fleming BC. Knee biomechanics during a jump-cut maneuver: effects of sex and ACL surgery. *Med Sci Sports Exerc*. 2013 May; 45(5): 942–951.

Moffroid MT, Haugh LD, Haig AJ, Henry SM, Pope MH. Endurance training of trunk extensor muscles. *Phys Ther*. 1993; 73: 10–17.

Moore D, Semciw AI, Pizzari T. A systematic review and meta-analysis of common therapeutic exercises that generate highest muscle activity in the gluteus medius and gluteus minimus segments. *Int J Sports Phys Ther*. 2020; 15(6): 856–881.

Morin JB, Gimenez P, Edouard P, et al. Sprint acceleration mechanics: the major role of hamstrings in horizontal force production. *Front Physiol*. 2015; 6: 404.

Myer GD, Brent JL, Ford KR, Hewett TE.. A pilot study to determine the effect of trunk and hip focused neuromuscular training on hip and knee isokinetic strength. *Br J Sports Med*. 2008; 42: 614–619.

Myer GD, Faigenbaum AD, Foss KB, et al. Injury initiates unfavourable weight gain and obesity markers in youth. *Br J Sports Med*. 2013; 48(20): 1477–1481.

Myer GD, Ford KR, Barber Foss KD, Liu C, Nick TG, Hewett TE. The relationship of hamstrings and quadriceps strength to anterior cruciate ligament injury in female athletes. *Clin J Sport Med*. 2009 Jan; 19(1): 3–8.

Myer GD, Ford KR, Brent JL, Hewett TE. Differential neuromuscular training effects on ACL injury risk factors in "high-risk" versus "low-risk" athletes. *BMC musculoskeletal disorders*. 2007; 8: 39.

Myer GD, Ford KR, Brent JL, Hewett TE. The effects of plyometric versus dynamic balance training on power, balance and landing force in female athletes. *J Strength Cond Res*. 2006; 20: 345–353.

Myer GD, Ford KR, Hewett TE. Rationale and clinical techniques for anterior cruciate ligament injury prevention among female athletes. *J Athl Train*. 2004; 39: 352–364.

Myer GD, Ford KR, Khoury J, Succop P, Hewett TE. Biomechanics laboratory-based prediction algorithm to identify female athletes with high knee loads that increase risk of ACL injury. *Br J Sports Med*. 2011 Apr; 45(4): 245–252.

Myer GD, Ford KR, McLean SG, Hewett TE. The effects of plyometric versus dynamic stabilization and balance training on lower extremity biomechanics. *Am J Sports Med*. 2006; 34: 445–455.

Myer GD, Ford KR, Palumbo JP, Hewett TE. Neuromuscular training improves performance and lower-extremity biomechanics in female athletes. *J Strength Cond Res*. 2005; 19: 51–60.

Myer GD, Lloyd RS, Brent JL, Faigenbaum AD. How young is "too young" to start training? *ACSMs Health Fit J*. 2013; 17: 14–23.

Myer GD, Stroube BW, DiCesare CA, et al. Augmented feedback supports skill transfer and reduces high-risk injury landing mechanics: a double-blind, randomized controlled laboratory study. *Am J Sports Med*. 2013; 41: 669–677.

National Strength and Conditioning Association, Haff G, Travis TN. *Essentials of strength training and conditioning*. 4th ed. Human Kinetics; 2016; 440.

Niederbracht Y, Shim AL, Sloniger MA, Paternostro-Bayles M, Short TH. Effects of a shoulder injury prevention strength training program on eccentric external rotator muscle strength and glenohumeral joint imbalance in female overhead activity athletes. *J Strength Cond Res*. 2008 Jan; 22(1): 140–145.

Noyes FR, Barber Westin SD. Anterior cruciate ligament injury prevention training in female athletes: a systematic review of injury reduction and results of athletic performance tests. *Sports Health*. 2012 Jan; 4(1): 36–46.

Nussbaum ED, Hosea TM, Sieler SD, Incremona BR, Kessler DE. Prospective evaluation of syndesmotic ankle sprains without diastasis. *Am J Sports Med*. 2001; 29: 31–35.

O' Bryant HS, Byrd R, Stone MH. Cycle ergometer performance and maximum leg and hip strength adaptations to two different methods of weight-training. *J Strength Conditioning Res*. 1988; 2(2): 27–30.

O' Connor KM, Johnson C, Benson LC. The effect of isolated hamstrings fatigue on landing and cutting mechanics. *J Appl Biomech*. 2015; 31(4): 211–220.

Okoroha KR, Conte S, Makhni EC, et al. Hamstring injury trends in Major and Minor League Baseball: epidemiological findings from the Major League Baseball health and injury tracking system. *Orthop J Sports Med*. 2019.

Olewnik L, Wysiadecki G, Polguj M, Topol M. The report on the co-occurrence of two different rare anatomic variations of the plantaris muscle tendon on both sides of an individual. *Folia Morphologica* (Poland). 2017; 76(2): 331–333.

Oliveira FB, Oliveira AS, Rizatto GF, Denadai BS. Resistance training for explosive and maximal strength: effects on early and late rate of force development. *J Sports Sci Med*. 2013 Sep 1; 12(3): 402–408.

Oliver GD, Dougherty CP. The razor curl: a functional approach to hamstring training. *J Strength Cond Res*. 2009 Mar; 23(2): 401–405.

Opplert J, Babault N. Acute effects of dynamic stretching on muscle flexibility and performance: An analysis of the current literature. *Sports Med*. 2018; 48(2): 299–325.

Palmieri-Smith RM, McLean SG, Ashton-Miller JA, Wojtys EM. Association of quadriceps and hamstrings cocontraction patterns with knee joint loading. *J Athl Train*. 2009; 44(3): 256–263.

Paterno MV, Rauh MJ, Schmitt LC, Ford KR, Hewett TE. Incidence of second ACL injuries 2 years after primary ACL reconstruction and return to sport. *Am J Sports Med*. 2014; 42(7): 1567–1573.

Paterno MV, Schmitt LC, Ford KR, et al. *Am J Sports Med*. 2010 Oct; 38(10): 1968–1978.

Petushek EJ, Sugimoto D, Stoolmiller M, Smith G, Myer GD. Evidence-based best-practice guidelines for preventing anterior cruciate ligament injuries in young female athletes: a systematic review and meta-analysis. *Am J Sports Med*. 2019 Jun; 47(7): 1744–1753.

Pollard CD, Sigward SM, Powers CM. ACL injury prevention training results in modification of hip and knee mechanics during a drop-landing task. *Orthop J Sports Med*. 2017 Sep 8.

Potach DH, Myer G, Grindstaff, TL. Special consideration: female athlete and ACL injury prevention. In: Parikh SN, editor. *The Pediatric Anterior Cruciate Ligament*. Springer; 2018: 251–283.

Powell RW. Lawn tennis leg. *Lancet*. 1883; 122(3123): 44.

Prince C, Morin JB, Mendiguchia J, et al. Sprint specificity of isolated hamstring-strengthening exercises in terms of muscle activity and force production. *Front Sports Act Living*. 2021 Jan 21.

Proske U, Morgan DL. Muscle damage from eccentric exercise: mechanism, mechanical signs, adaptation and clinical applications. *J Physiol*. 2001; 537: 333–345.

Quatman CE, Hewett TE. The anterior cruciate ligament injury controversy: is "valgus collapse" a sex-specific mechanism? *Br J Sports Med*. 2009; 43: 328–335.

Rodríguez C, Echegoyen S, Aoyama T. The effects of "Prevent injury and Enhance Performance Program" in a female soccer team. *J Sports Med Phys Fitness*. 2018 May; 58(5): 659–663.

Rössler R, Verhagen E, Rommers N, et al. Comparison of the "11+ Kids" injury prevention programme and a regular warmup in children's football (soccer): a cost effectiveness analysis. *Br J Sports Med*. 2019 Mar; 53(5): 309–314.

Sá MA, Neto GR, Costa PB, et al. Acute effects of different stretching techniques on the number of repetitions in a single lower body resistance training session. *J Hum Kinet*. 2015; 45: 177–185. Published 2015 Apr 7.

Sands WA. Injury prevention in women's gymnastics. *Sports Med*. 2000; 30(5): 359–373.

Schneider DK, Grandhi RK, Bansal P, et al. Current state of concussion prevention strategies: a systematic review and meta-analysis of prospective, controlled studies. *Br J Sports Med*. 2017 Oct; 51(20): 1473–1482.

Schuermans J, Van Tiggelan D, Danneels L, et al. Susceptibility to hamstring injuries in soccer: a prospective study using muscle functional magnetic resonance imaging. *Am J Sports Med*. 2016; 44: 1276–1285.

Sell TC, Ferris CM, Abt JP, et al. Predictors of proximal tibia anterior shear force during a vertical stop-jump. *J Orthop Res*. 2007; 25(12): 1589–1597.

Shiri R, Coggon D, Falah-Hassani K. Exercise for the prevention of low back pain: systematic review and meta-analysis of controlled trials. *Am J Epidemiol*. 2018 May; 187(5): 1093–1101.

Shrier I. Stretching before exercise: an evidence based approach. *Br J Sports Med*. 2000 Oct; 34(5): 324–325.

Shrier I. Stretching before exercise does not reduce the risk of local muscle injury: a critical review of the clinical and basic science literature. *Clin J Sport Med*. 1999 Oct; 9(4): 221–227.

Shultz SJ, Schmitz RJ, Cone JR, et al. Changes in fatigue, multiplanar knee laxity, and landing biomechanics during intermittent exercise. *J Athl Train*. 2015; 50(5): 486–497.

Silva LM, Neiva HP, Marques MC, Izquierdo M, Marinho DA. Effects of warm-up, post-warm-up, and re-warm-up strategies on explosive efforts in team sports: A systematic review. *Sports Med*. 2018; 48: 2285–2299.

Silvers HJ, Mandelbaum BR. Preseason conditioning to prevent soccer injuries in young women. *Clin J Sport Med*. 2001 Jul; 11(3): 206.

Silvers-Granelli H, Mandelbaum B, Adeniji O, et al. Efficacy of the FIFA 11+ injury prevention program in the collegiate male soccer player. *Am J Sports Med*. 2015 Nov; 43(11): 2628–2637.

Söderman K, Alfredson H, Pietilä T, Werner S.. Risk factors for leg injuries in female soccer players: a prospective investigation during one out-door season. *Knee Surg Sports Traumatol Arthrosc*. 2001; 9: 313–321.

Stearns-Reider KM, Straub RK, Powers CM. Hip abductor rate of torque development as opposed to isometric strength predicts peak knee valgus during landing: implications for anterior cruciate ligament injury. *J Appl Biomech.* 2021 Sep 20; 37(5): 471–476.

Stone MH, Sands WA, Pierce KC, Ramsey MW, Haff GG. Power and power potentiation among strength-power athletes: preliminary study. *Int J Sports Physiol Perform.* 2008 Mar; 3(1): 55–67.

Stroube BW, Myer GD, Brent JL, Ford KR, Heidt RS, Jr., Hewett TE. Effects of task-specific augmented feedback on deficit modification during performance of the tuck-jump exercise. *J Sport Rehabil.* 2013; 22: 7–18.

Sugimoto D, Mattacola CG, Bush HM, et al. Preventive neuromuscular training for young female athletes: comparison of coach and athlete compliance rates. *J Athl Train.* 2017; 52(1): 58–64.

Sugimoto D, Myer GD, Bush HM, Hewett TE. Effects of compliance on trunk and hip integrative neuromuscular training on hip abductor strength in female athletes. *J Strength Cond Res.* 2014; 28: 1187–1194.

Sugimoto D, Myer GD, Bush HM, Klugman MF, Medina McKeon JM, Hewett TE. Compliance with neuromuscular training and anterior cruciate ligament injury risk reduction in female athletes: a meta-analysis. *J Athl Train.* 2012; 47: 714–723.

Sugimoto D, Myer GD, Micheli LJ, Hewett TE. ABCs of evidence-based anterior cruciate ligament injury prevention strategies in female athletes. *Curr Phys Med Rehabil Rep.* 2015; 3(1): 43–49.

Sugimoto D, Myer G, Barber-Foss K, Hewett T. Dosage effects of neuromuscular training intervention to reduce anterior cruciate ligament injuries in female athletes: Meta- and sub-group analyses. *Sports Med.* 2014; 44: 551–562.

Swanson J. A functional approach to warm-up and flexibility. *Strength Cond J.* 2006; 28: 30–36.

Taddei UT, Matias AB, Duarte M, Sacco ICN. Foot core training to prevent running-related injuries: a survival analysis of a single-blind, randomized controlled trial. *Am J Sports Med.* 2020 Dec; 48(14): 3610–3619.

Takeuchi K, Takemura M, Nakamura M, Tsukuda F, Miyakawa S. Effects of active and passive warm-ups on range of motion, strength, and muscle passive properties in ankle plantarflexor muscles, *J Strength Cond Res.* 2021 Jan; 35(1): 141–146.

Tamura A, Akasaka K, Otsudo T, et al. Fatigue alters landing shock attenuation during a single-leg vertical drop jump. *Orthop J Sports Med.* 2016; 4(1): 2325967115626412. Published 2016 Jan 14.

Tanaka MJ, Jones LC, Forman JM. Awareness of anterior cruciate ligament injury: preventive training programs among female collegiate athletes. *J Athl Train.* 2020 Apr; 55(4): 359–364.

Tyler TF, Silvers HJ, Gerhardt MB, Nicholas SJ. Groin injuries in sports medicine. *Sports Health.* 2010; 2(3): 231–236.

van der Horst N, Smits DW, Petersen J, Goedhart EA, Backx FJ. The preventive effect of the Nordic hamstring exercise on hamstring injuries in amateur soccer players: study protocol for a randomised controlled trial. *Inj Prev.* 2014.

van Dyk N, Behan FP, Whiteley R. Including the Nordic hamstring exercise in injury prevention programmes halves the rate of hamstring injuries: a systematic review and meta-analysis of 8459 athletes. *Br J Sports Med.* 2019; 53: 1362–1370.

Vuurberg G, Hoorntje A, Wink LM, et al. Diagnosis, treatment and prevention of ankle sprains: update of an evidence-based clinical guideline. *Br J Sports Med*. 2018 Aug; 52(15): 956.

Warden SJ, Davis IS, Fredericson M. Management and prevention of bone stress injuries in long-distance runners. *J Orthop Sports Phys Ther*. 2014 Oct; 44(10): 749–765.

Webster KE, Hewett TE. Meta-analysis of meta-analyses of anterior cruciate ligament injury reduction training programs. *J Orthop Res*. 2018 Oct; 36(10): 2696–2708.

Weier AT, Pearce AJ, Kidgell DJ. Strength training reduces intracortical inhibition. *Acta Physiol (Oxf)*. 2012 Oct; 206(2): 109–119.

Whittaker JL, Woodhouse LJ, Nettel-Aguirre A, Emery CA. Outcomes associated with early post-traumatic osteoarthritis and other negative health consequences 3-10 years following knee joint injury in youth sport. *Osteoarthritis Cartilage*. 2015; 23(7): 1122–1129.

Wilk KE, Lupowitz LG, Arrigo CA. The youth throwers ten exercise program: A variation of an exercise series for enhanced dynamic shoulder control in the youth overhead throwing athlete. *Int J Sports Phys Ther*. 2021; 16(6): 1387–1395.

Will JS, Bury DC, Miller JA. Mechanical low back pain. *Am Fam Physician*. 2018 Oct 1; 98(7): 421–428.

Withrow TJ, Huston LJ, Wojtys EM, Ashton-Miller JA. Effect of varying hamstring tension on anterior cruciate ligament strain during in vitro impulsive knee flexion and compression loading. *J Bone Joint Surg Am*. 2008; 90: 815–823.

Witvrouw E, Mahieu N, Danneels L, McNair P. Stretching and injury prevention: an obscure relationship. *Sports Med*. 2004; 34(7): 443–449.

Yamaguchi T, Ishii K, Yamanaka M, Yasuda K. Acute effect of static stretching on power output during concentric dynamic constant external resistance leg extension. *J Strength Cond Res*. 2006; 20(4): 804–810.

Young W, Behm D. Should static stretching be used during a warm-up for strength and power activities? *NSCA Journal*. 2002; 24(6): 33–37.

Yu B, Lin CF, Garrett WE. Lower extremity biomechanics during the landing of a stop-jump task. *Clin Biomech* (Bristol, Avon). 2006; 21(3): 297–305.

Zebis MK, Andersen LL, Bencke J, Kjaer M, Aagaard P. Identification of athletes at future risk of anterior cruciate ligament ruptures by neuromuscular screening. *Am J Sports Med*. 2009 Oct; 37(10): 1967–1973.

补充参考资料

International Olympic Committee Pediatric ACL Injury Consensus Group, Ardern CL, Ekås G, et al. 2018 International Olympic Committee consensus statement on prevention, diagnosis, and management of pediatric anterior cruciate ligament injuries. *Orthop J Sports Med*. 2018 Mar 21; 6(3): 2325967118759953.